AF670616

Petra Schuster

Qualitätsmanagement in der Logopädie

University of Applied Sciences
APOLLON
University Press

Petra Schuster

Qualitätsmanagement in der Logopädie

APOLLON SCHRIFTENREIHE ZUR GESUNDHEITSWIRTSCHAFT

University of Applied Sciences
APOLLON
University Press

1. Auflage 2015

Werden Personenbezeichnungen aus Gründen der besseren Lesbarkeit nur in der männlichen oder weiblichen Form verwendet, so schließt dies das jeweils andere Geschlecht mit ein.

Projektmanagement: Constanze Vieth, Bremen
Lektorat: Astrid Labbert, Bremen
Umschlaggestaltung: Ilka Lange, Hückelhoven
Layout, Satz: Franziska Riedel, Bremen
Coverfoto: Fotolia © Dan Race
Printed in Germany

Bibliografische Information der Deutschen Nationalbibliothek
Die Deutschen Nationalbibliothek verzeichnet diese Publikation in der Deutschen Nationalbibliografie. Detaillierte bibliografische Daten sind abrufbar unter:
http://dnb.d-nb.de

ISBN: 978-3-943001-18-1
www.apollon-hochschulverlag.de

Inhalt

Vorwort

Qualität und Qualitätsmanagement sind in unserer heutigen Zeit zu Modewörtern geworden. Der inflationäre Gebrauch der Begriffe und die vielsagende Bedeutsamkeit, die man Qualitätsbestrebungen beimisst, lassen sich im Gesundheitswesen immer wieder beobachten. Was bedeutet Qualität aber genau für diesen Bereich?

Nach Ansicht der GMDS-Arbeitsgruppe „Qualitätsmanagement in der Medizin" bedeutet Qualität im Gesundheitswesen eine ausreichende und zweckmäßige, d. h. patienten- und bedarfsgerechte, an der Lebensqualität orientierte, fachlich qualifizierte, aber auch wirtschaftliche medizinische Versorgung mit dem Ziel, die Wahrscheinlichkeit erwünschter Behandlungsergebnisse bei Individuen und in der Gesamtbevölkerung zu erhöhen (vgl. GMDS-Arbeitsgruppe, 2008).

Diese Qualitätsanforderungen sollen Patienten und Patientinnen die Sicherheit geben, sich in dem fast unüberschaubaren Angebot auf dem Gesundheitsmarkt zurechtzufinden.

Petra Schuster nimmt sich dieses wichtigen Themas an und beleuchtet die unterschiedlichen Facetten der Qualitätsentwicklung innerhalb der Logopädie, speziell in der Versorgung durch logopädische Praxen.

Schon 2001 machte der dbl e.V. mithilfe von Verbandspublikationen auf die Dringlichkeit des Themas für die Logopädie und für die logopädischen Praxen aufmerksam. Damals noch eine innovative Maßnahme, viel und heftig diskutiert, hat sich heute das dbl QMS langsam etabliert. Auch werden hierzu seit 2006 vom dbl Schulungen angeboten.

Qualität ist aber nicht eine einmal definierte Größe, sondern unterliegt dem Wandel. Dieser geht einher mit dem Wandel von Ansprüchen, gesellschaftlichen Strömungen und neuen wissenschaftlichen Erkenntnissen, um nur einige Beispiele zu nennen.

Walter Shewhart hat in den 1930er-Jahren ein Modell entwickelt, das viele andere Autoren und Autorinnen dazu verwendet haben, Programme zur Qualitätsverbesserung einzuführen. Sein **Plan** (die Veränderung planen)-**Do** (die Veränderung umsetzen)-**Check** (die Ergebnisse überprüfen)-**Act** (Probleme beheben)-Modell zeigt, dass jegliche Veränderung eines Systems oder eines Prozesses diese vier Phasen durchlaufen muss. Dabei spielt es keine Rolle, wie groß oder wie klein die Veränderung ist.

Petra Schusters Onlinefragebogenuntersuchung reiht sich in diesen Zyklus konsequent ein. Die Ergebnisse ihrer Arbeit bieten jetzt die Möglichkeit, das QMS des dbl unter dem Fokus ihrer Evaluationsmethodik zu betrachten. Die Konzeption ihres Fragebogens basiert auf Veröffentlichungen der Stiftung Gesundheit, die zwischen 2007 und 2012 jährlich Vertragsärzte zum Themenbereich Qualitätsmanagement befragte. Mit dieser Arbeit gelingt auch ein entsprechender Blick auf Ergebnisse in einer anderen Berufsgruppe im Gesundheitswesen.

Wie aktuell das Thema Qualitätsmanagement in der Logopädie ist und wie schwierig es ist, das Thema zu fassen und einen damit verbundenen Benefit für Patientinnen und Patienten aufzuzeigen, verdeutlicht eine gerade veröffentlichte Studie zum Thema „Evaluation von einrichtungsinternem Qualitätsmanagement in Krankenhaus und vertragsärztlicher Versorgung" von D. Doumit (GKV-Spitzenverband) und J. Giehl (Kompetenzzentrum Qualitätssicherung/Qualitätsmanagement) (vgl. Doumit; Giehl, 2015). Die Autoren kommen darin zu dem Ergebnis, dass eine abschließende Bewertung von QM-Maßnahmen hinsichtlich der Umsetzung sowie der Wirksamkeit und des Nutzens anhand der verfügbaren Datenlage derzeit nicht möglich ist. Dieses Resultat zeigt, dass es noch an geeigneten Methoden fehlt, die QM-Maßnahmen hinsichtlich ihrer Umsetzung und Wirksamkeit erfassen und beurteilen können.

Wir danken Petra Schuster dafür, dass sie mithilfe ihrer Ergebnisse den Qualitätszyklus des dbl QMS bereichert hat. Denn Qualitätsentwicklung braucht Herausforderungen.

Claudia Winterholler
Geschäftsführerin des Deutschen Bundesverbandes für Logopädie e.V.

Einleitung

Die Sicherstellung einer verlässlichen, hohen Qualität der medizinischen Versorgung für die deutsche Bevölkerung stellt eine wichtige Aufgabe der Bundesregierung dar. Daher wurden in den vergangenen zwei Jahrzehnten kontinuierlich Gesetze erlassen, um hierfür verbindliche Grundlagen zu schaffen. Es *„werden insbesondere messbare Kriterien benötigt, an denen sich Qualität von Diagnostik und Therapie festmachen und vergleichen lässt"* (BMG, 2014, S. 1). 2014 wurde mit der Einrichtung eines Instituts für Qualität und Transparenz im Gesundheitswesen eine Forderung des Gesetzes zur Weiterentwicklung der Finanzstruktur und der Qualität in der Gesetzlichen Krankenversicherung (GKV-FQWG) umgesetzt (vgl. BMG, 2014).

Grundsätzlich sind seit 1989 laut § 135 a des Sozialgesetzbuchs Fünftes Buch (SGB V), alle Leistungserbringer des deutschen Gesundheitswesens dazu verpflichtet, Maßnahmen zur Qualitätssicherung durchzuführen. Diese Verpflichtung schließt auch die Logopäden als Heilmittelerbringer ein. Die Regelung des SGB V findet sich in den gemeinsamen Rahmenempfehlungen zur Heilmittelversorgung gemäß § 125 Abs. 1 SGB V zwischen Leistungserbringern und Krankenkassenverbänden wieder. Allerdings wird nicht die Einführung eines Qualitätsmanagementsystems (QMS) gefordert, sondern nur die grundsätzliche Durchführung von Qualitätssicherungsmaßnahmen (vgl. GKV-Spitzenverband, 2006). Für die Berufsgruppen der Vertragsärzte und -zahnärzte wurde dagegen bereits 2004 im § 135 a (2) SGB V die Verpflichtung zur Einführung eines einrichtungsinternen Qualitätsmanagements festgelegt. Seit Ablauf der Übergangsfrist bis 2010 muss damit jede Arztpraxis ein QMS nachweisen können. Es wurde diskutiert, ob eine ähnliche Regelung auch für den Heilmittelbereich eingeführt werden sollte (vgl. Deckenbach, 2005a, S. 47). Bisher ist keine entsprechende gesetzliche Änderung erfolgt, allerdings wurden die Rahmenempfehlungsvereinbarungen zur Zulassung zwischen dem Spitzenverband der Krankenkassen mit den Spitzenorganisationen der Heilmittelerbringer um Regelungen zur Qualitätssicherung ergänzt (vgl. vdek, 2014a). Der größte Berufsverband im Bereich der Sprach-, Sprech- und Stimmtherapie ist der Deutsche Bundesverband für Logopädie e.V. (dbl) mit über 12.000 Mitgliedern (vgl. dbl, 2014c, S. 50). Seit 2004 informiert der dbl in seinen Verbandspublikationen über Qualitätsmanagement, um die Mitglieder auf kommende Anforderungen vorzubereiten (vgl. Grosstück, 2005, S. 23). Unterstützend entwickelte der dbl ein QMS speziell für logopädische Praxen und bietet hierzu seit 2006

Schulungen an (vgl. Meiwald, 2006, S. 38 f.). Bis zum Beginn der vorliegenden Untersuchung im Januar 2014 haben insgesamt 220 Logopäden daran teilgenommen, ohne dass bis dato das Qualitätsmanagementsystem des dbl (dbl-QMS), dessen Umsetzbarkeit im Praxisalltag oder das Outcome für den einzelnen Praxisinhaber untersucht wurden. [1]

Das Ziel dieser Arbeit ist es daher, eine erste Evaluation des dbl-QMS durchzuführen. Dazu sollen die Teilnehmer der Schulungen eine Einschätzung zu Kosten und Nutzen abgeben, die die Umsetzung des QMS in ihrer Praxis mit sich brachte. Darauf aufbauend werden Verbesserungspotenziale benannt, z. B. für die Veränderung des QMS, die Schulungsinhalte oder die Art der Information in den Verbandsmedien. Methodisch erfolgt die Befragung der Schulungsteilnehmer mithilfe eines selbstentwickelten Onlinefragebogens.

Das Untersuchungsinstrument basiert auf Veröffentlichungen der Stiftung Gesundheit, die zwischen 2007 und 2012 einmal pro Jahr Vertragsärzte zum Themenbereich befragte (vgl. Stiftung Gesundheit, 2007, 2008, 2009, 2010, 2011, 2012). In den Jahren 2007 und 2008 befanden sich die Arztpraxen aufgrund der Übergangsregelung in einer ähnlichen Situation wie aktuell die Logopäden, sodass zudem die Ergebnisse der Befragungen der Ärzte mit den Antworten der Logopäden verglichen werden.

Im ersten Kapitel erfolgt die Darstellung der Grundlagen. Es führt grundlegend in den Bereich Logopädie ein: Es erfolgt eine Darstellung des Berufsbilds, der Versorgungssituation und der Stellung im deutschen Gesundheitssystem sowie des Berufsverbands selbst. Ebenso werden theoretische Hintergründe sowohl zum Thema Qualitätsmanagement im Gesundheitsbereich als auch zu Kosten- und Nutzenparametern ausgeführt. Am Ende des Kapitels werden Fragestellung und Untersuchungshypothesen abgeleitet. Kapitel zwei stellt die Methodik und Entwicklung des Fragebogens vor. Kapitel drei beschreibt die durchgeführte Untersuchung und Auswertung ebenso wie den Vergleich der erhobenen Daten mit den Ergebnissen der Studien der Stiftung Gesundheit, sodass im folgenden Abschnitt die Ergebnisdarstellung erfolgen kann. Zum Abschluss der Arbeit wird in Kapitel fünf die Forschungsfrage beantwortet, um dann Methodik und Ergebnisse zu diskutieren und im Anschluss einen Ausblick und Empfehlungen zu formulieren.

---

1 Gespräch vom 02.12.2013 mit Frank Messerschmidt, Referat des Deutscher Bundesverband für Logopädie, Projektmanagement/Verbandsorganisation/Qualitätsmanagement.

1 Hintergründe und aktuelle Entwicklungen

Als Grundlage für die empirische Untersuchung wird zuerst auf die Einbettung der Logopädie in das deutsche Gesundheitssystem eingegangen. Danach werden die aktuellen Grundlagen und Rahmenbedingungen von Qualitätsmanagement im Gesundheitssystem vorgestellt und im Besonderen Qualitätsmanagementsysteme für den ambulanten Bereich beschrieben.

1.1 Logopädie in Deutschland

Die vorliegende Arbeit befasst sich mit einer ersten Beurteilung eines verbandsinternen Qualitätsmanagementsystems im Bereich der Logopädie. Befragt werden berufspolitisch organisierte Praxisinhaber, die an der ambulanten logopädischen Versorgung beteiligt sind. Daher werden zuerst das Berufsbild, die Versorgungssituation und die Stellung der Logopädie im deutschen Gesundheitssystem beschrieben. Außerdem wird der Deutsche Bundesverband für Logopädie e.V. (dbl) als die wichtigste berufspolitische Interessensvertretung der Logopäden in der Bundesrepublik vorgestellt.

1.1.1 Geschichte der Logopädie

Der Beruf des Logopäden ist relativ jung. Bis 1980 gab es in Deutschland keine bundesweit geregelte Ausbildung zum Logopäden, auch wenn seit 1945 an einigen phoniatrischen Abteilungen Logopäden ohne staatliche Anerkennung oder Ausbildungs- bzw. Prüfungsordnungen als Assistenzkräfte ausgebildet wurden (vgl. Brauer, 2004a, S. 9). 1962 wurde in Berlin die erste Logopädenlehranstalt eröffnet. Die zweijährige Ausbildung endete mit einem in Berlin anerkannten Examen. Logopädieschüler und bereits tätige Logopäden gründeten 1964 den Zentralverband für Logopädie e.V. (ZVL) mit 25 Mitgliedern (vgl. Brauer, 2004a, S. 7 ff.).

Ein Ziel des ZVL war es, die Situation der freiberuflich tätigen Logopäden durch Verhandlungen zu verbessern. 1971 fällte das Sozialgericht Münster ein wegweisendes Urteil, wonach die gesetzliche Krankenversicherung auch die Behandlungskosten für eine Sprachtherapie bei einem Kind tragen muss (vgl. Brauer, 2004b, S. 8). In der Folge wurde 1972 zum ersten Mal eine Vergütungsvereinbarung auf Landesebene zwischen einer gesetzlichen Krankenkasse (Ortskrankenkasse Württemberg-Baden) und dem ZVL geschlossen und damit die Grundlage für logopädische Praxisgründungen gelegt (vgl. Rausch, 2010, S. 48). 1976 wurde auf Bundesebene der erste Rahmenvertrag zwischen den Ersatzkassen und dem ZVL unterschrieben (vgl. Rausch, 2011, S. 16 f.).

Bis 1980 galten für die Ausbildung zum Logopäden die jeweiligen Landesverordnungen. Am 1. Oktober 1980 wurden das Gesetz über den Beruf des Logopäden (LogopG) und die Ausbildungs- und Prüfungsordnung für Logopäden (LogAPrO) verabschiedet. Im Rahmen der Wiedervereinigung seit 1989 erhielt das LogopG auch für die neuen Bundesländer Geltung. 1991 entstand ein Modellstudiengang Lehr- und Forschungslogopädie an der Rheinisch-Westfälischen Technischen Hochschule (RWTH) Aachen. Damit institutionalisierte sich die eigenständige logopädische Grundlagen- und Therapieforschung (vgl. Macha-Krau, 2011, S. 40). 2009 wurde eine Modellklausel in das LogopG aufgenommen, die neben der bisherigen Fachschulausbildung eine grundständige akademische Logopädieausbildung an Hochschulen erlaubt. In diesem Rahmen entstanden in einigen Bundesländern Modellstudiengänge Logopädie (vgl. Rausch, 2011, S. 21).

Innerhalb der vergangenen 30 Jahre hat sich die Logopädie in Deutschland damit von einem Ausbildungsberuf zu einer eigenen Wissenschaftsdisziplin entwickelt. Doch muss die Logopädie aktuell aus berufssoziologischer Perspektive als Semi-Profession bezeichnet werden, da zum einen die Akademisierung noch nicht abgeschlossen ist und zum anderen noch keine Eigenverantwortlichkeit in der Berufsausübung gegeben ist (vgl. Macha-Krau, 2011, S. 41). Diese fehlende Eigenverantwortlichkeit zeigt sich vor allem in der Stellung im deutschen Gesundheitssystem. Zunächst werden daher in den folgenden Kapiteln das Berufsbild, der Versorgungsauftrag sowie der aktuelle Bedarf erläutert, um dann die Zugangswege zur Logopädie zu beschreiben.

1.1.2 Berufsbild Logopädie

Der Beruf des Logopäden gehört zu den nicht ärztlichen Gesundheitsfachberufen und zählt gemeinsam mit Physio- und Ergotherapie sowie Podologie zu den Heilmitteln. Das Tätigkeitsfeld des Logopäden umfasst die Diagnostik und Therapie von Kommunikations- und Schluckstörungen. Weitere Bereiche sind die Beratung und Begleitung von Angehörigen und anderen Berufsgruppen, z. B. des Pflegepersonals im Bereich der Schluckstörungen nach einem Schlaganfall. Als zusätzliche Felder sind

Prävention, Gesundheitsförderung sowie Edukation zu nennen (vgl. dbl, 2013a, S. 3). Neben den Logopäden gibt es weitere Berufsgruppen, die Stimm-, Sprech-, Sprach- oder Schlucktherapie anbieten. Hierzu zählen z. B. medizinische Sprachheilpädagogen, Diplom-Sprechwissenschaftler, Atem-Sprech-Stimmlehrer, Klinische Patholinguisten oder staatlich anerkannte Sprachtherapeuten (vgl. GKV-Spitzenverband, 2012, S. 15). Eine Übersicht über die Berufsgruppen und ihre Berufsverbände bietet Tab. 1.1.

Tab. 1.1: Berufsgruppen und Verbände im Bereich der Logopädie

Berufsbezeichnung	Berufsverband
Logopäde	(dbl) Deutscher Bundesverband für Logopädie e.V.
Staatlich anerkannter Sprachtherapeut Medizinischer Sprachheilpädagoge Diplom-Sprechwissenschaftler Sprachheilpädagoge Klinischer Linguist Diplom-Patholinguist (weitere Berufsgruppen)	(dbs) Deutscher Bundesverband der akademischen Sprachtherapeuten e. V. ▪ Deutscher Bundesverband Klinischer Sprechwissenschaftler e. V. ▪ Bundesverband Klinische Linguistik e. V. ▪ Verband für Patholinguistik e. V.
Atem-, Sprech- und Stimmlehrer	(dba) Deutscher Bundesverband der Atem-, Sprech- und Stimmlehrer e.V.

Die weitaus größte Berufsgruppe bilden die Logopäden, sodass i. d. R. unter dem Begriff Logopädie alle ähnlichen Berufe subsumiert werden. Allerdings gibt es keine zentrale Stelle, die die Anzahl der deutschen Logopäden registriert. Zudem besteht keine Verpflichtung zur Mitgliedschaft in einem Berufsverband. Somit können zwar Angaben über die Anzahl der Mitglieder der Berufsverbände gemacht werden, diese ergeben aber keinen vollständigen Überblick über die Anzahl aller Logopäden. Im Deutschen Berufsverband für Logopädie e.V. (dbl), dem Nachfolgeverband des ZVL, waren 2014 ca. 12.000 Logopäden organisiert (vgl. dbl, 2014c, S. 50). Der Deutsche Bundesverband der akademischen Sprachtherapeuten e.V. (dbs) hat aktuell ca. 3.000 Mitglieder[2], die Mit-

2 Mitgliederzahl ermittelt durch E-Mail-Anfrage an den dbs-Vorstand (Stand: 11.02.2014)

gliederzahl des Deutschen Bundesverbands der Atem-, Sprech- und Stimmlehrer e.V. (dba) ist nicht bekannt.

Nach Angaben des dbl sind ca. 50 % der Logopäden in eigener Praxis tätig (vgl. dbl, 2013a, S. 7). Es existiert ebenfalls kein zentrales Melderegister, sodass die Zulassungsstellen der gesetzlichen Krankenkassen nicht angeben können, wie viele Logopädiepraxen es in Deutschland gibt. Es erfolgt im Bereich der Zulassung keine Trennung nach Berufsgruppen mehr, sondern alle Leistungserbringer werden in den Statistiken als Logopäden bezeichnet. Nach Auskunft der BARMER GEK haben 2013 insgesamt 9.180 zugelassene Leistungserbringer aus dem Bereich Logopädie abgerechnet.[3] Im Heilmittelbericht 2014 des Wissenschaftlichen Instituts der AOK (WIdO) werden 9.420 abrechnende Leistungserbringer im Jahr 2013 angegeben (vgl. Waltersbach, 2014, S. 18). Wenn die Schätzung des dbl stimmt, dass die Hälfte der Logopäden selbstständig ist, dann ist von einer Zahl von ca. 20.000 Logopäden bei knapp 10.000 logopädischen Praxen in Deutschland auszugehen (vgl. Abb. 1.1).

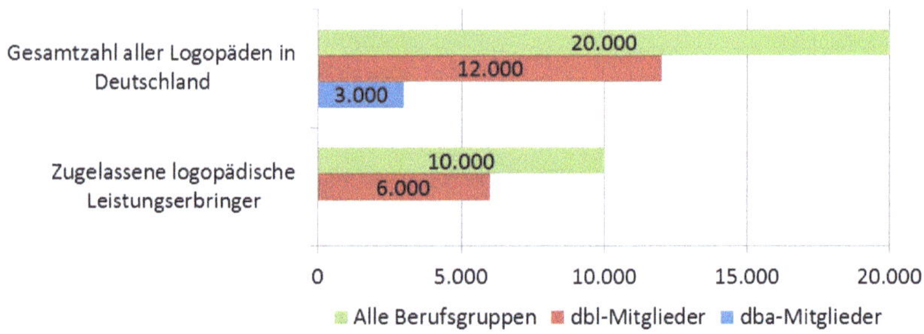

Abb. 1.1: Gesamtzahl aller Logopäden und zugelassener logopädischer Leistungserbringer

Dabei sind 80 % aller abhängig beschäftigten Logopäden in einer Praxis tätig (vgl. dbl, 2013a, S. 7). Von gesundheitspolitischen Entwicklungen im ambulanten Bereich sind somit vermutlich 18.000 Logopäden (10.000 Praxisinhaber und 8.000 Mitarbeiter) direkt oder indirekt betroffen. Diese Logopäden erfüllen in den zugelassenen Praxen den ambulanten Versorgungsauftrag im Bereich Sprach-, Sprech-, Stimm- und Schlucktherapie.

3 Anzahl der zugelassenen Stimm-, Sprech-, Sprachtherapeuten aus Sicht der BARMER GEK. Antwort auf eine Emailanfrage, 06.02.2014.

1.1.3 Versorgungsauftrag und aktueller Bedarf an logopädischer Versorgung

Der Versorgungsauftrag im Bereich der Logopädie wird vom Gemeinsamen Bundesausschuss (G-BA) wie folgt angegeben:

> „Maßnahmen der Stimm-, Sprech- und Sprachtherapie dienen dazu, die Kommunikationsfähigkeit, die Stimmgebung, das Sprechen, die Sprache und den Schluckakt bei krankheitsbedingten Störungen wiederherzustellen." (G-BA, 2011a, S. 22)

Logopäden versorgen Menschen aller Altersklassen, die organische, funktionelle oder psychoemotional bedingte Störungen haben. Im ambulanten Bereich überwiegen i. d. R. die kindlichen Sprach- und Sprechstörungen, gefolgt von den Behandlungen von Patienten nach Schlaganfall (vgl. BARMER GEK, 2013, S. 36). Dies entspricht der Verteilung der Kommunikationsstörungen in der Bevölkerung, die hauptsächlich Menschen im Kindesalter und die ältere Generation betreffen (vgl. Springer; Zückner, 2006, S. 2). Die AOK gibt für 2013 an, dass 284.000 der 24 Millionen AOK-Versicherten (d. h. 1,17 %) ambulante logopädische Leistungen erhalten haben (vgl. Waltersbach, 2014, S. 30). Hochgerechnet auf die Gesetzliche Krankenversicherung (GKV) insgesamt mit knapp 70 Millionen Versicherten lässt sich die Zahl der logopädischen Patienten im ambulanten Bereich somit auf ca. 800.000 Patienten pro Jahr schätzen. Von den gesamten Leistungsausgaben der gesetzlichen Krankenversicherung im Jahr 2012 in Höhe von 173,15 Milliarden Euro entfielen mit 4,99 Milliarden nur 2,88 % auf Heilmittel (vgl. GKV-Spitzenverband, 2013b).

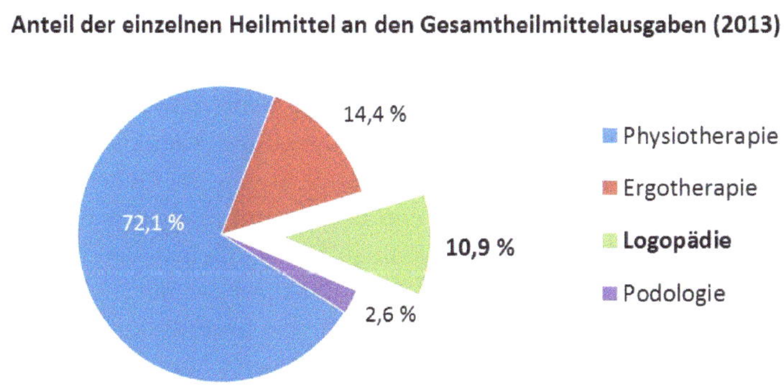

Abb. 1.2: Anteil der Logopädie an den Gesamtheilmittelausgaben (vgl. Waltersbach, 2014, S. 10)

Der Anteil der Logopädie beträgt wie in Abb. 1.2 dargestellt 10,9 % des Heilmittelumsatzes, d. h. es wurden für Logopädie ca. 583 Millionen Euro im Jahr 2013 aufgewendet (vgl. Waltersbach, 2014, S. 7). Damit entfallen 0,03 % der Gesamtausgaben der GKV auf das Heilmittel Logopädie. Die Versorgung mit ambulanter logopädischer Therapie erfolgt mittels vertragsärztlicher Verordnungen durch zugelassene Leistungserbringer.

1.1.4 Stellung der Logopädie im deutschen Gesundheitssystem

Das deutsche Gesundheitssystem wird dem Sozialversicherungsmodell zugerechnet, da allgemeine Krankenversicherungspflicht nach § 193 III Versicherungsvertragsgesetz (VVG) besteht und ca. 90 % der Bevölkerung nach § 5+6 SGB V Mitglieder in der GKV sind. Typische Merkmale des Systems sind neben einer weitreichenden staatlichen Regulierung die starke berufsständische Prägung und die besondere Bedeutung der Verbände (vgl. Simon, 2012, S. 793). Die Notwendigkeit der staatlichen Regulierung ergibt sich aus der Verpflichtung des Staates zur Daseinsvorsorge für die Bürger nach Art. 20 und 28 des Grundgesetzes (GG), die eine ausreichende Versorgung im Krankheitsfall einschließt. Den Ordnungs- und Leistungsrahmen hat der Gesetzgeber durch das System der GKV mit den Strukturprinzipen Solidaritäts-, Bedarfs-, Selbstverwaltungs- und Sachleistungsprinzip geschaffen (vgl. Klinger, 2012, S. 1074).

Solidaritätsprinzip bedeutet, dass jedes Mitglied in der GKV Teil einer Solidargemeinschaft ist, in der gegenseitige Hilfe und Unterstützung geleistet wird. Unabhängig von Alter oder Erkrankungsrisiko bzw. bestehender Erkrankung entrichtet jeder Versicherte einen vergleichbaren Beitrag, der sich an der Höhe des persönlichen Einkommens bemisst. Für die Inanspruchnahme von Leistungen gilt dann das Bedarfsprinzip, d. h. dass ausschließlich Art und Schwere der Krankheit über den Leistungsanspruch entscheiden. Das Erkrankungsrisiko und die Krankheitskosten werden somit nicht von jedem Einzelnen, sondern von der Gemeinschaft getragen. Es soll zu einem Ausgleich von hohen und niedrigen Einkommen und einer Unterstützung von Familien durch Alleinstehende kommen, ebenso sollen junge und gesunde Bevölkerungsteile Ältere und Kranke stützen. Eine besondere Stellung nehmen bestimmte Personengruppen ein, die nach § 5 SGB V beitragsfrei mitversichert werden, z. B. Kinder oder Ehepartner ohne eigenes Einkommen (vgl. Hajen et al., 2011, S. 114 f.). Alle GKV-Versicherten haben somit bei vergleichbarer Sprach-,

Sprech-, Stimm- oder Schluckstörung Anspruch auf die gleiche logopädische Versorgung.

Um die ausreichende Krankenversorgung zu gewährleisten, wurden im SGB V u. a. für den ambulanten Bereich übergeordnete Regelungen zum Leistungsanspruch, zur Leistungserbringung und zur Vergütung getroffen. Die Ausgestaltung und Konkretisierung dieser Regelungen auf Landesebene hat der Gesetzgeber durch das Prinzip der Selbstverwaltung in die Hände der großen Verbände der Kostenträger und Leistungserbringer gelegt. Diese weitgehende Selbststeuerung des Gesundheitswesens durch Verbände, Kammern und Organe der Sozialversicherung wird als Korporatismus bezeichnet (vgl. Gerlinger; Burckhardt, 2012). Die Bedeutung des Selbstverwaltungs- und des Sachleistungsprinzips für die Logopädie wird in den folgenden Absätzen beschrieben.

Leistungskatalog und Rahmenverträge Logopädie

Charakteristisch für das deutsche Gesundheitssystem ist die Teilung in Leistungsnehmer, Leistungserbringer und Leistungsträger. Leistungsnehmer sind hierbei alle GKV-Versicherten, die Gesundheitsleistungen nachfragen. Zu den Leistungserbringern zählen zugelassene Gesundheitsberufe wie z. B. Vertragsärzte oder Logopäden. Auf Bundesebene sind die entsprechenden Verbände aktiv, beispielsweise die Kassenärztliche Bundesvereinigung (KBV) und die einzelnen Bundesverbände der Heilmittelerbringer. Auch die gesetzlichen Krankenkassen als Leistungsträger sind auf Bundesebene im GKV-Spitzenverband organisiert (vgl. Simon, 2012, S. 794).

Das oberste Gremium der gemeinsamen Selbstverwaltung ist der Gemeinsame Bundesausschuss (G-BA), dem neben der KBV und der Kassenzahnärztlichen Bundesvereinigung (KZBV) die Deutschen Krankenhausgesellschaft (DKG) und der GKV-Spitzenverband angehören. Zusätzlich zu diesen vier Trägerorganisationen sind Patientenvertreter antrags-, jedoch nicht stimmberechtigt an allen Beratungen beteiligt (vgl. G-BA, 2014). Der G-BA erlässt bundesweit gültige Richtlinien, die den Leistungskatalog der GKV regeln und damit festlegen, welche Leistungen der medizinischen Versorgung zulasten der GKV erbracht werden können (vgl. G-BA, 2010, S. 2).

Auch für den Bereich der Logopädie legt der G-BA nach § 92 Abs. 1 Satz 2 Nr. 6 SGB V die abrechnungsfähigen Leistungen mithilfe der Heilmittelrichtlinie (HMR) fest (vgl. G-BA, 2011a; 2011b). Dabei muss nach § 92 Abs. 6 Satz 1 Nr. 2 SGB V sowohl der Katalog der verordnungsfähigen Heilmittel, die Zuordnung der Heilmittel zu Indikationen, die Besonderheit bei Wiederholungsverordnungen als auch die Zusammenarbeit zwischen Vertragsarzt und Heilmittelerbringer beschrieben werden. Die Heilmittelverbände haben das Recht zur Stellungnahme, aber kein Stimmrecht bei der Verabschiedung der HMR und somit keinen Einfluss auf den Leistungskatalog, den ihre Mitglieder zu erbringen haben. Die HMR ist gemäß § 91 Abs. 6 SGB V für Ärzte, Krankenkassen, Versicherte und Heilmittelerbringer gleichermaßen verbindlich.

Die Vergütung der einzelnen logopädischen Leistung wird nach § 125 SGB V im Rahmen der Selbstverwaltung zwischen den Verbänden der Krankenkassen und den Berufsverbänden dbl, dbs und dba ausgehandelt. Dabei stellen die Tarifvereinbarungen eine Anlage zu den Rahmenvertragsvereinbarungen dar. In den Rahmenverträgen wird festgelegt, wie die Versorgung mit logopädischen Leistungen zu erfolgen hat. Geregelt werden u. a. die fachliche Qualifikation, die Art der Leistungserbringung, die Qualitätssicherung, die Bindung an vertragsärztliche Verordnungen sowie die Abläufe der Prüfung und Abrechnung der Verordnungen (vgl. vdek, 2014a). Auch wenn die sprachtherapeutischen Verbände kein Stimmrecht bzgl. der HMR haben, so ist in den Rahmenverträgen eine Vollständigkeits- und Plausibilitätsprüfpflicht dahingehend aufgeführt, ob die vertragsärztliche Verordnung den HMR-Vorgaben entspricht (vgl. vdek, 2014a, § 6 und Protokollnotiz zu Anlage 6). Daran gebunden ist die Gültigkeit und Abrechenbarkeit der Verordnung. Somit wird in den Rahmenvertragsvereinbarungen die Auslegung der HMR hinsichtlich der notwendigen Angaben auf jedem Verordnungsblatt präzisiert. Nur vollständig und HMR-konform ausgefüllte Verordnungen sind abrechnungsfähig, allerdings wurden die Vertragsärzte nicht an der Aufstellung der obligatorischen Angaben beteiligt. Diese Auslegung findet sich z. B. im vdek-Vertrag auf zehn Seiten als Anlage 6 (vgl. vdek, 2014a). In Abb. 1.3 wird dargestellt, wie sich das Prinzip der Selbstverwaltung auf die Richtlinien- und Vertragsgestaltung im Bereich Logopädie auswirkt.

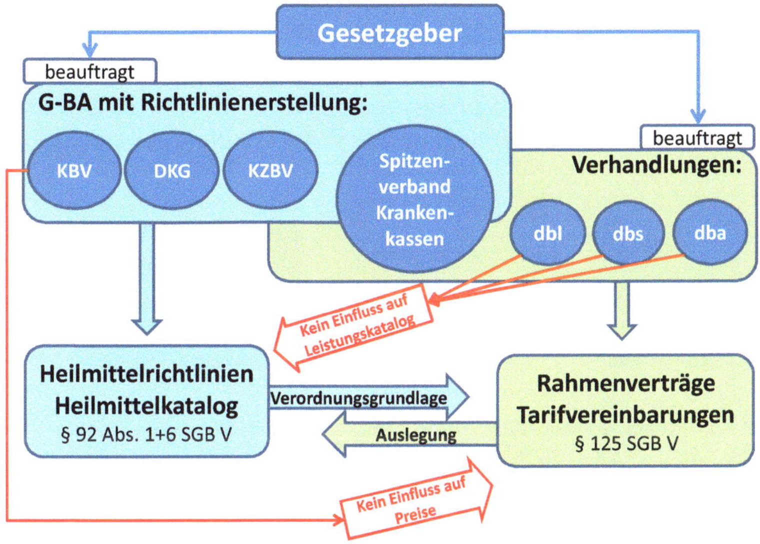

Abb. 1.3: Verordnungs- und Abrechnungsgrundlagen für Logopädie

Anders als im vertragsärztlichen Bereich werden für Logopädie zwischen den einzelnen Krankenkassenverbänden und dem Berufsverband keine Budgets oder Richtgrößen, sondern feste Beträge für jede spezifische Leistung vereinbart (vgl. vdek, 2014b). Der Verband der Ersatzkassen (vdek) schließt dabei bundesweit geltende Tarife für seine Mitglieder ab, dagegen haben Tarifvereinbarungen mit den Primärkassen i. d. R. nur für ein Bundesland Gültigkeit. Zu den Primärkassen zählen die Ortskrankenkassen, Betriebs- und Innungskrankenkassen ebenso wie die Landwirtschaftlichen Krankenkassen und die Knappschaft-Bahn-See (KBS). Die Ärzteverbände haben nach § 125 Abs. 1 SGB V das Recht zur Stellungnahme, aber kein Mitspracherecht bei der Verabschiedung der Rahmenverträge oder Tarife.

Leistungserbringung und Vergütung der Logopädie

Das Sachleistungsprinzip nach § 2 SGB V bezeichnet die Bereitstellung von medizinischen Sach- und Dienstleistungen durch die Krankenkasse in Naturalien. Der Patient nimmt danach Leistungen zur Krankenbehandlung in Anspruch, ohne dafür eine Rechnung vom Leistungserbringer zu erhalten (vgl. Hajen et al., 2011, S. 115). Erbracht wird die Gesundheitsleistung Logopädie als Dienstleistung. In der Regel ist dem Patienten die

Vergütung nicht bekannt, denn diese erfolgt wie beschrieben zwischen Leistungserbringer und -träger. Wie aus der Abb. 1.4 ersichtlich wird, stehen Patienten, Logopäden, Ärzte und Krankenkassen in einem komplexen Vertrags- und Versorgungsprozessgefüge, in dem die Beauftragung einer Leistung, ihre Erbringung und ihre Vergütung getrennt sind.

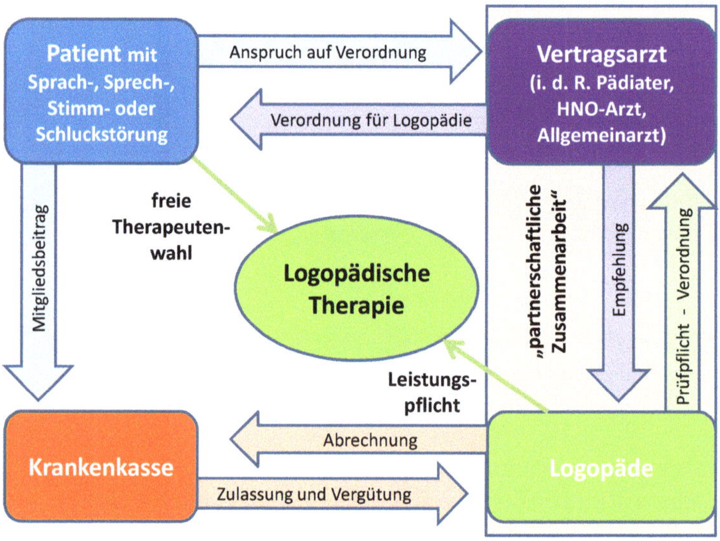

Abb. 1.4: Prozess der Verordnung, Erbringung und Vergütung von Logopädie

Der Patient entrichtet grundsätzlich Beiträge an seine Krankenkasse und hat damit auf Grundlage des SGB V Anspruch auf die im Leistungskatalog bzw. in der HMR definierten Leistungen. Um logopädische Therapie erhalten zu können, muss der Patient vom Arzt die Notwendigkeit des Heilmittels feststellen und verordnen lassen. Die Vertragsärzte sind somit die Zuweiser von logopädischer Behandlung. Die Kinderärzte bilden mit einem Anteil von 42,9 % die größte Verordnergruppe. Dann folgen Allgemeinmediziner/Praktische Ärzte mit 19,2 % und HNO-Ärzte mit 17,8 %. Diese drei Arztgruppen stellen zusammen über 80 % der Rezepte für Logopädie aus (vgl. Waltersbach, 2014, S. 32).

Die Heilmittelrichtlinie sieht vor, dass der Vertragsarzt auf dem Verordnungsblatt die Therapieanzahl, das Heilmittel, die Frequenz, die Dauer sowie die Art der Therapie (Einzel/Gruppe) festlegt, außerdem kann eine Behandlung im häuslichen Umfeld (Hausbesuch) angeordnet werden. Am häufigsten erfolgt dabei eine Verordnung für 10x Sprachtherapie in der Praxis über 45 Minuten als Einzeltherapie (vgl. GKV-Spitzenverband, 2013b, S. 13). Die Abrechnung erfolgt dann nach dem bundeseinheitlichen Heilmittelpositionsnummer-Verzeichnis als Position 33103 (vgl. GKV-Spitzenverband, 2006). Der bundesweit gültige vdek-Vertrag weist dafür 34,61 Euro pro Therapie aus. Bei den Tarifen der Primärkassen sind deutliche regionale Unterschiede zu beobachten. Die niedrigsten Vereinbarungen finden sich in allen östlichen Bundesländern, die höchsten im Saarland. 2014 erstattete die AOK Sachsen-Anhalt für die Tarifposition 33103 nur 25,76 Euro, während die AOK Saarland für dieselbe Leistung mit 39,27 Euro fast 53 % mehr bezahlt (vgl. dbl, 2014a). Einen Überblick über die Vergütungssätze 2014 der AOK-Landesverbände für die logopädische Position 33103 gibt Tab. 1.2.

Tab. 1.2: Aktuelle Vergütungssätze für Logopädie Positionsnummer 33103 (vgl. dbl, 2014a)

Rang	Bundesland	AOK-Vergütung Position 33103
1	Saarland	39,27 €
2	Bayern	39,18 €
3	Nordrhein	38,34 €
4	Baden-Württemberg	36,29 €
5	Niedersachsen	35,85 €
6	Schleswig-Holstein	35,52 €
7	Hessen	34,63 €
	vdek-Tarifvertrag bundesweit	**34,61 €**
8	Hamburg	34,21 €
9	Bremen	34,13 €
10	Rheinland-Pfalz	33,67 €
11	Westfalen-Lippe	32,60 €
12	Berlin	32,13 €
13	Sachsen, Thüringen	29,12 €
14	Mecklenburg-Vorpommern, Brandenburg	28,35 €
15	Sachsen-Anhalt	25,76 €

Damit wird klar, dass die Zusammensetzung der Patienten-Klientel für die Ertragslage der einzelnen Praxis entscheidend ist. Je nach Standort ist ein hoher Teil an Ersatzkassenpatienten oder ein großer Anteil an Primärkassenpatienten wünschenswert. Insgesamt ist die wirtschaftliche Situation der Logopäden in den neuen Bundesländern mit einem großen Anteil AOK-Versicherter deutlich schwieriger als in anderen Bundesländern.

Laut § 71 Abs. 3 SGB V ist der Abschluss neuer Vergütungssätze im Heilmittelbereich an die Grundlohnsummenentwicklung gekoppelt. Damit gibt es gesetzliche Höchstgrenzen für die prozentuale Preiserhöhung, sodass die Sätze zukünftig noch weiter auseinanderstreben werden. Außerdem lag laut Statistischem Bundesamt die jährliche Inflationsrate 2001 bis 2012 über der Grundlohnsummenentwicklung, sodass selbst eine maximal mögliche Vergütungserhöhung in Rahmen der Grundlohnsummenentwicklung zu einer realen Absenkung der Honorare geführte hätte (vgl. Statistisches Bundesamt, 2011). Tatsächlich lagen die Abschlüsse in einigen Bundesländern unterhalb der Grundlohnsummenentwicklung (vgl. dbl, 2014a).

Wenn der Patient eine entsprechende Verordnung vom Vertragsarzt erhalten hat, besteht nach § 76 SGB V freie Therapeutenwahl (vgl. vdek, 2014a, § 3). Der Logopäde ist bei Vorlage des Rezepts verpflichtet, das verordnete Heilmittel gemäß den Rahmenverträgen zu erbringen. Gleichzeitig hat er die Sicherheit, dass die erbrachten Leistungen zu den vereinbarten Tarifen von den Kostenträgern vergütet werden. Voraussetzung ist, dass der Logopäde nach § 124 SGB V zur Abgabe von Heilmitteln zulasten der GKV zugelassen ist. Geregelt wird die Praxiszulassung bundesweit durch die Empfehlungen nach § 124 Abs. 4 SGB V zur einheitlichen Anwendung der Zulassungsbedingungen für Leistungserbringer von Heilmitteln. In Teil eins der Empfehlungen werden die allgemeinen Zulassungsbedingungen für alle Heilmittelerbringer erläutert. Teil zwei benennt die heilmittelbereichsspezifischen Zulassungsvoraussetzungen. Dort findet sich im Abschnitt C die Stimm-, Sprech- und Sprachtherapie mit Regelungen zur Ausbildung und zur Praxisausstattung (vgl. GKV-Spitzenverband, 2012). In jedem Bundesland gibt es Zulassungsstellen der Krankenkassen, die die Anträge auf Praxiszulassung bearbeiten und die persönlichen sowie räumlichen Voraussetzungen prüfen (vgl. dbl, 2013b, S. 2).

Üblicherweise schließt sich ein Logopäde im Zulassungsverfahren drei Rahmenverträgen an: zum einen dem vdek-Rahmenvertrag mit allen Ersatzkassen, zum zweiten dem gemeinsamen Vertrag mit dem jeweiligen AOK- und BKK-Landesverband, der Innungskrankenkasse und der Landesknappschaft sowie drittens dem Vertrag mit dem Landesverband der landwirtschaftlichen Krankenversicherung. Auch Logopäden, die keinem Berufsverband angehören, erkennen im Zulassungsverfahren die Rahmenverträge und Vergütungsvereinbarungen an und sind damit an die Verhandlungsergebnisse der Berufsverbände gebunden. Die Abrechnung nimmt jeder Logopäde vertragsgemäß zum Monatsende direkt mit den einzelnen Krankenkassen vor oder beauftragt ein Abrechnungszentrum mit der Abwicklung (vgl. vdek, 2014a; vdek, 2014b).

Abb. 1.4 verdeutlicht, welche Beziehungen zwischen den einzelnen Akteuren im Prozess der Leistungserbringung bestehen. Aus Sicht der Logopäden stehen die Patienten als Empfänger der Leistung besonders im Fokus, denn sie fragen Logopädie in den Praxen nach, erhalten die Therapie und geben Informationen über die Qualität sowohl an die Ärzte als auch an potenzielle andere Patienten weiter. Damit stellen sie eine wichtige Anspruchsgruppe dar. Die Vertragsärzte haben ebenfalls einen großen Einfluss auf die wirtschaftliche Situation der Logopäden, da sie Logopädie verordnen. Somit sind die Vertragsärzte ebenfalls eine wichtige Anspruchsgruppe.

Als problematisch zu bewerten ist, dass die Ärzte durch die Verordnung von Logopädie einen wirtschaftlichen Schaden erleiden können, wenn sie die Richtgrößen bzw. Budgets für Heilmittel überschreiten. Die Androhung von Regressforderungen oder Praxisprüfungen führt regelmäßig zu einer reduzierten Verordnung von logopädischen Leistungen. Außerdem sind Logopäden gehalten, eine formale und inhaltliche Prüfung der Verordnungen vorzunehmen. Damit müssen Logopäden ihre Zuweiser kontrollieren und ggf. zur Veränderung ihrer Verordnung auffordern, was Konfliktpotenzial in sich birgt.

Die Beziehung des einzelnen Logopäden zu den Krankenkassen ist durch Rahmenverträge und übergreifende Vergütungsvereinbarungen geregelt. Durch die Zulassung verpflichtet sich der Praxisinhaber, die Versorgung der Versicherten mit Logopädie zu übernehmen. Gleichzeitig erhält er das Recht und die Sicherheit, dass alle vertragsgemäß erbrachten Leistungen zu den gültigen Tarifen vergütet werden. Somit tritt ein Logopäde gegenüber den Krankenkassenverbänden nicht als eigenständiger Verhandlungspartner auf und hat keinen Einfluss auf die Höhe der Vergütung oder den zu erbringenden Leistungskatalog. Der Kontakt zwischen Krankenkasse und Leistungserbringer beschränkt sich i. d. R. auf die monatliche Abrechnung.

Auch wenn der einzelne Leistungserbringer nicht Mitglied eines Berufsverbands sein muss, so beeinflussen doch die Verhandlungen zwischen dbl, dbs, dba und dem Spitzenverband der Krankenkassen bzw. den jeweiligen Landesverbänden die Rahmenbedingungen der Leistungserbringung für alle Logopäden. Als wichtigster sprachtherapeutischer Akteur des deutschen Gesundheitssystems wird im nächsten Kapitel daher der dbl vorgestellt.

Insgesamt ist die wirtschaftliche Situation aller Logopäden aufgrund der realen Vergütungsabsenkung angespannt und wird sich vermutlich in den nächsten Jahren noch prekärer darstellen. Eine Möglichkeit, die Kosten zu senken, Praxisabläufe effizienter zu gestalten und gleichzeitig die Auftragslage zu verbessern, könnte die Einführung eines QMS zu sein. Der dbl als Interessensvertretung der Logopäden hat es sich daher zur Aufgabe gemacht, seine Mitglieder auch im Bereich QMS zu unterstützen.

1.1.5 Deutscher Bundesverband für Logopädie e.V.

1964 wurde der Zentralverband für Logopädie e.V. (ZVL) als Berufs- und Fachverband der freiberuflichen und angestellten Logopäden gegründet. 1992 wurde der Name in Deutscher Bundesverband für Logopädie e.V. (dbl) geändert. Seit über 50 Jahren vertritt der dbl die beruflichen und wirtschaftlichen Interessen seiner Mitglieder auf den unterschiedlichen Ebenen des Gesundheitssystems. Ausgehend von 25 Gründungslogopäden zählt der dbl aktuell über 12.000 Mitglieder (vgl. dbl, 2004, S. 22; dbl, 2014c, S. 50), über 90 % der dbl-Mitglieder sind weiblich (vgl. dbl, 2013a, S. 3).

Organisiert ist der dbl als eingetragener Verein mit Sitz in Frechen-Königsdorf. Die Vereinssatzung regelt Ziele, Mitgliedschaft und Verwaltung (vgl. dbl, 2013c). Grundsatzpapiere sind z. B. das Leitbild Logopädin/Logopäde, die Berufsleitlinien sowie die Berufsordnung (vgl. dbl, 1998a; dbl, 1998b; dbl, 2005; dbl, 2010). Die freiwillige Mitgliedschaft ist gebunden an die Erlaubnis zur Führung der Berufsbezeichnung Logopäde/Logopädin. Das wichtigste Organ des dbl ist die einmal jährlich stattfindende Mitgliederversammlung. Wie in Vereinen üblich, wählt die Mitgliederversammlung den Bundesvorstand, beschließt über Satzungsänderungen und entscheidet über alle Anträge der Mitglieder (vgl. dbl, 2013c). Der Bundesvorstand besteht aus Präsidentin und Vizepräsidentin, Schatzmeister und drei Beisitzern. Abb. 1.5 zeigt den Aufbau des dbl.

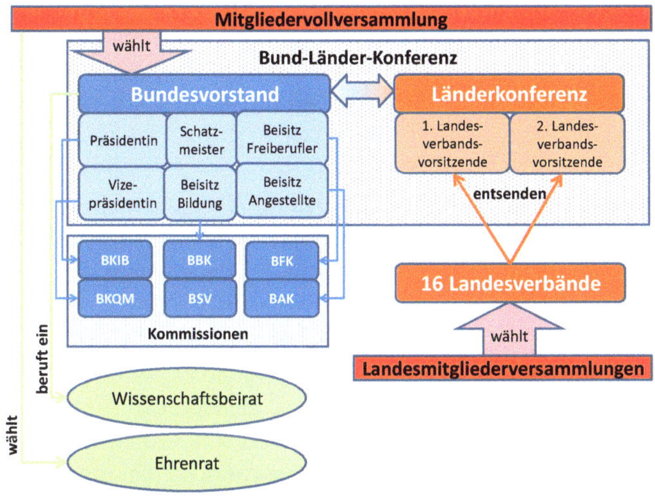

Abb. 1.5: Aufbau des Deutschen Bundesverbands für Logopädie e.V.

Die Aufgaben des Bundesvorstands bestehen vorrangig in der Geschäftsführung, dem Beschluss des Haushalts und der konzeptionellen Arbeit in den vier Bereichen Bildungs-, Gesundheits- und Wirtschaftspolitik sowie Verbandsinterna (vgl. dbl, 2013c, S. 4 f.). Zur Unterstützung gibt es sechs Bundeskommissionen (BK): BK für internationale Beziehungen (BKIB), BK Qualitätsmanagement (BKQM), Bundesangestellten- (BAK), Bundesfreiberufler- (BFK) und Bundesbildungskommission (BBK) sowie die Bundesstudierendenvertretung (BSV).
In jedem Bundesland besteht außerdem ein von den Mitgliedern gewählter Landesverband, der als bevollmächtigter Vertreter für die Mitgliederbetreuung und die Vertragsverhandlungen auf Landesebene zuständig ist. Die ersten und zweiten Landesverbandsvorsitzenden werden in die Länderkonferenz entsandt, die die landespolitische Arbeit koordiniert und übergeordnete Beschlussvorlagen für alle Länder erarbeitet. Aus Bundesvorstand und Länderkonferenz wird das ständige beschlussfassende Gremium des dbl gebildet, die zweimal jährlich tagende Bund-Länder-Konferenz. Auf ihr werden bundes- und landespolitische Aktivitäten abgestimmt, Bundesvorstand und Länderkonferenz haben jeweils eine Stimme. Bei Nichteinigung ist die nächstfolgende Mitgliederversammlung das beschlussfassende Gremium (vgl. dbl, 2013c, S. 5 f.). Die satzungsgemäße Aufgabe des dbl ist, *„die eigenverantwortliche und selb-*

ständige Tätigkeit seiner Mitglieder zu fördern und zu sichern sowie für ihre wirtschaftlichen Interessen einzutreten" (dbl, 2013c, S. 3).

Im Rahmen der Bildungspolitik ist es ein Anliegen des dbl, zu einer prinzipiellen Statusveränderung durch eine grundständige akademische Ausbildung zu gelangen (vgl. Macha-Krau, 2011, S. 41). Damit soll zukünftig gesichert werden, dass die Logopädie als eigene Wissenschaftsdisziplin gesehen wird und Zugang zur Forschung im eigenen Tätigkeitsfeld hat. Um die Qualität der bestehenden Fachschulausbildung zu sichern, verleiht der dbl ein Qualitätssiegel für Logopädenlehranstalten und das Zertifikat Lehrlogopäde.

Gesundheits- und wirtschaftspolitische Aktivitäten des dbl sind u. a. die Lobbyarbeit, um das Leistungsspektrum Logopädie in der Öffentlichkeit weiter bekannt zu machen. Außerdem gilt es, die Herausforderungen des demografischen Wandels zu antizipieren und z. B. zu erwartende Veränderungen in den Krankheitsbildern, eine veränderte Finanzgrundlage der GKV und neue Versorgungsformen zu diskutieren. Dazu vertritt die Präsidentin die berufspolitischen Interessen gegenüber Politik und Entscheidern sowie großen Verbänden auf Bundesebene, unter anderem auch gegenüber ärztlichen Fachgesellschaften und Selbsthilfeverbänden (vgl. Rosenthal, 2004, S. 14 ff.; Rausch, 2004, S. 18 ff.).

Der dbl führt die Rahmen- und Tarifverhandlungen mit den Leistungsträgern auf Bundes- und Landesebene und vertritt damit die wirtschaftlichen Interessen der selbstständigen Mitglieder. Bei Veränderungen der gesetzlichen Rahmenbedingungen wie 1989 durch das Gesundheitsreformgesetz (GRG), das einen Ausschluss der Heilmittel aus dem Leistungskatalog vorsah, oder bei Änderungen der HMR nimmt der dbl soweit möglich Einfluss auf die Entscheidungsgremien und Stellung zu den Folgen für die Gesellschaft. Im Bereich Verbandsinterna versteht der dbl sich als Dienstleister für seine Mitglieder. Die dbl-Logopäden können u. a. Praxisgründungsseminare buchen und erhalten kostenlos die Fachzeitschrift Forum Logopädie. Jedes Jahr richtet der dbl den wichtigsten Fachkongress der Logopädie in Deutschland aus. Außerdem bietet der dbl im Mitgliederbereich seiner Webseite umfassende Informationen und Foren zum fachlichen Austausch an. Praxisinhaber erhalten Unterstützung beim Aufbau einer eigenen Praxiswebseite und der Durchführung von Marketingaktivitäten (vgl. dbl, 2014b). Auch im Bereich des Qualitätsmanagements für logopädische Praxen bietet der dbl seinen Mitgliedern ein spezielles Angebot. Bevor das dbl-Qualitätsmanagementsystem (dbl-QMS) vorgestellt wird, werden zuerst grundlegende Begriffe des Qualitätsmanagements geklärt.

1.2 Qualität und Qualitätsmanagement

Der Begriff der Qualität stammt aus dem Bereich des produzierenden Gewerbes und gewann mit fortschreitender Industrialisierung immer mehr an Bedeutung. Die Qualität eines Produktes lässt sich festmachen an objektiv messbaren Eigenschaften, z. B. Funktionstüchtigkeit, Haltbarkeit oder Störanfälligkeit sowie an subjektiven Merkmalen wie Geltungsnutzen oder Image. Die gewünschte Qualität scheint erreicht, wenn es zu keiner Reklamation kommt (vgl. Schneck, 2007, S. 765).

Ausgehend von systematischen Produktkontrollen, um fehlerhafte Stücke aussortieren und damit die Fehleranzahl begrenzen zu können, begann die produktorientierte Qualitätsbetrachtung zu Beginn des 20. Jahrhunderts als Qualitätskontrolle. Entwicklungen in Japan führten dazu, dass sich der Fokus ab Mitte der 1970er-Jahre retrospektiv auf die Prozesse der Produkterstellung verlagerte. Ziel der Qualitätsarbeit war vor dem Hintergrund einer Null-Fehler-Strategie, die Qualität der Herstellungsprozesse zu verbessern und zu einer Qualitätssicherung zu kommen.

Als weitere Entwicklung der Qualitätslehre begann in den 1980er-Jahren die prozess- und systemorientierte Betrachtung, mittels der Unternehmensprozesse beschrieben, beherrscht und weiterentwickelt werden konnten. Somit verschob sich der Blick von der Sicherung der Qualität auf das übergeordnete Management und den Versuch einer ständigen Qualitätsverbesserung. In diesem Rahmen entstanden u. a. Qualitätsmanagementsysteme wie die DIN EN ISO 9000 ff-Normenreihe, das Total Quality Management (TQM) oder die European Foundation for Quality Management (EFQM). Damit wurden auch die Möglichkeiten einer Prüfung, Zertifizierung und Darstellung der Unternehmensqualität nach außen geschaffen. Inzwischen wird Qualitätsmanagement nicht mehr nur prozess- und systemorientiert, sondern unternehmensorientiert verstanden (vgl. Vogg; Fleßa, 2011, S. 27 f.; Sens, 2009, S. 190 f.).

Die aktuelle Entwicklung seit Beginn des 21. Jahrhunderts ist der Schritt hin zum Total Management. Dieser Ansatz vereint Qualitäts-, Umwelt- und Risikomanagement (RM) mit Arbeits- und Gesundheitsschutz zu einem umfassenden, transparenten und kommunikativen Managementansatz (vgl. Bitzer et al., 2012, S. 1136; Sens, 2009, S. 191). In Abb. 1.6 wird die Entwicklung der Qualitätslehre noch einmal visualisiert.

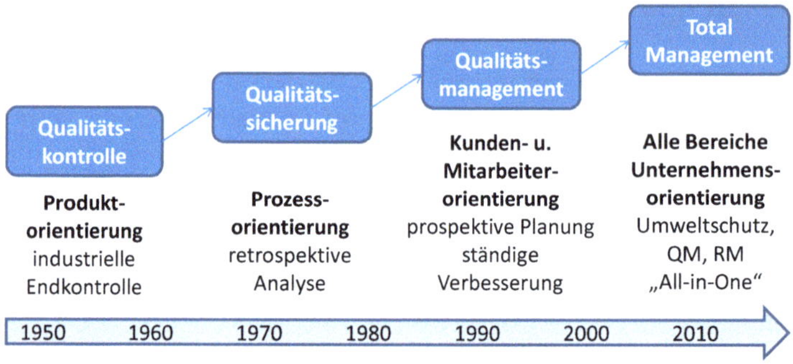

Abb. 1.6: Entwicklung der Qualitätslehre (vgl. Sens, 2009, S. 191; Vogg, Fleßa, 2011, S. 27)

Allerdings werden im Rahmen der medizinischen Versorgung keine Werkstücke produziert, sondern Dienstleistungen am Menschen erbracht. Rebscher spricht von einer kundenpräsenzbedingten Dienstleistung (vgl. Rebscher, 2011, S. 5). Daher muss der Begriff der Qualität für Gesundheitsdienstleistungen definiert werden, bevor ein Konzept zum Qualitätsmanagement im Gesundheitsbereich entstehen kann.

1.2.1 Merkmale und Qualität einer Gesundheitsdienstleistung

In der logopädischen Versorgung wird eine immaterielle Leistung nach dem Uno-actu-Prinzip erbracht. Die Dienstleistung als solche ist einmalig und nicht reproduzierbar, da die Anwesenheit und die Mitarbeit des Empfängers erforderlich sind. Sie wird im und durch den Erbringungsprozess verbraucht, sodass nachträgliche Veränderungen nicht möglich sind und sie nach Abschluss nur noch über ihre Nachwirkungen erkennbar ist (vgl. Hucke; Gans, 2009, S. 9).

Die Anwendbarkeit von Erkenntnissen aus der Industrie auf medizinische Dienstleistung erschien daher lange fraglich. Allerdings übertrug Donabedian mit seiner Arbeit 1966 das industrielle Wissen auf die Medizin und legte den Grundstein für einen prinzipiellen Einsatz von Qualitätsmanagement im Rahmen von Gesundheitsversorgung. Zuzuordnen ist diese Einteilung dem Konzept der Qualitätssicherung (vgl. Sens, 2009, S. 190; Ballast et al., 2011, S. 273; Donabedian, 1966). Zuerst werden Determinanten für die Qualität einer Gesundheitsdienstleistung beschrieben. In den Definitionen unterschiedlicher Autoren werden immer subjektive und objektive, auf die Gesundheit bezogene Merkmale genannt, die sich vor allem in ihrem Abstraktionsgrad unterscheiden. Dienstleistungsqualität ist z. B. die

> „Fähigkeit eines Anbieters, die Beschaffenheit einer primär intangiblen und der Kundenbeteiligung bedürfenden Leistung gemäß den Kundenerwartungen auf einem bestimmten Anforderungsniveau zu halten" (Hucke; Gans, 2009, S. 12).

Als objektive Kriterien werden die Übereinstimmung der Leistungserbringung mit dem aktuellen Wissensstand der Profession bzw. das hohe Ausmaß an Professionalität, der effiziente Ressourceneinsatz und das minimierte Risiko für den Patienten genannt. Subjektive Aspekte der Dienstleistungsqualität sind die Beurteilungen des Patienten bzw. der Empfängergruppe, ob die erwünschten Ziele erreicht werden und wie zufrieden sie mit der Gesamtdienstleistung sind (vgl. Haeske-Seeberg, 2008, S. 13; Hucke, Gans, 2009, S. 13, 20; Bitzer et al., 2012, S. 1135). Somit wird klar, dass Qualität keine absolute Größe ist, sondern immer nur im jeweiligen Erbringungszusammenhang beurteilt werden kann (vgl. Hucke; Gans, 2009, S. 20). Um der Komplexität von Gesundheitsdienstleistungen und den vielfältigen Einflussfaktoren auf ihre Qualitätsbeurteilung Rechnung zu tragen, entwickelte Donabedian eine instrumentelle Klassifizierung (vgl. Bitzer et al., 2012, S. 1135).

1.2.2 Struktur-, Prozess- und Ergebnisqualität nach Donabedian

Donabedian unterteilt medizinische Qualität in die drei Bereiche Struktur-, Prozess- und Ergebnisqualität. Dieses Konzept findet in Deutschland seit den 1980er-Jahren im Gesundheitswesen Anwendung und findet sich u. a. auch im Qualitätsmanagement des dbl wieder (vgl. Sens, 2009, S. 190). Der Ausgangspunkt für jede Gesundheitsleistung ist für Donabedian die Strukturqualität. Sie befasst sich mit den Rahmenbedingungen, unter denen die Dienstleistung erbracht wird. Hierzu zählen die Ressourcen, die einer Einrichtung zur Verfügung stehen, z. B. die Anzahl und Qualifikation der Mitarbeiter. Im medizinischen Bereich müssen Ausbildungs- und Zulassungskriterien sowie Berufsausübungsrechte besonders aufmerksam betrachtet werden. Außerdem zählen zu den Strukturen die räumliche und apparative Ausstattung sowie organisatorische und finanzielle Gegebenheiten (vgl. Bitzer et al., 2012, S. 1135; Rebscher, 2011, S. 7). Die Messung der Strukturen ergibt sich automatisch z. B. aus der Anzahl der Zulassungen, der Fortbildungszertifikate oder der Räume bzw. Apparate (vgl. Vogg; Fleßa, 2011, S. 25). Ausgehend von den Strukturen wird als Prozessqualität die gesamte prozessuale Erbringung der Dienstleistung verstanden. Dazu zählen Aktivitäten wie die Anamnese- und Befunderhebung, Diagnosestellung sowie Therapie. Außerdem werden Übergaberoutinen und die Verlässlichkeit von Unterstützungsprozessen eingeschlossen (vgl. Bitzer et al., 2012, S. 1135; Rebscher, 2011, S. 7 f.). Operationalisiert wird die Beurteilung der Prozessqualität z. B. über die Erhebung qualitätsrelevanter Kennzahlen. Dazu zählen u. a. Vorgaben für die Dokumentation, das Festlegen von Risiko-Scores für mögliche Komplikationen, die systematische Überprüfung von Indikationsstellung oder Wartezeiten. Allerdings wird die Bewertung der Prozessqualität erst sinnvoll, wenn die Ergebnisse mit betrachtet werden (vgl. Vogg; Fleßa, 2011, S. 25 f.). Im Rahmen der Ergebnisqualität werden End- und Zielpunkte der Gesundheitsversorgung beleuchtet. Hierzu zählen die durch die Dienstleistung bewirkten Gesundheitsveränderungen ebenso wie Auswirkungen auf die subjektive Befindlichkeit der Patienten. Wichtig ist, dass auch eine patientenbezogene Sicht auf die Behandlungsergebnisse erfolgt und dass ein intra- und interinstitutioneller Vergleich im Sinne eines Benchmarking ermöglicht wird (vgl. Bitzer et al., 2012, S. 1135; Rebscher, 2011, S. 8). Im Bereich der stationären Versorgung können hier als qualitätsrelevante Kennzahlen die Raten von intra- und postoperativen Komplikationen, von Wundinfektionen oder der Wiederaufnahmen innerhalb von 30 Tagen ausgewertet werden (vgl. Vogg; Fleßa, 2011, S. 26). Für die Logopädie lassen sich den Qualitätsbereichen spezifische Kriterien zuordnen (vgl. Tab. 1.3).

Tab. 1.3: Struktur-, Prozess- und Ergebnisqualität in der Logopädie (vgl. Grosstück, 2005, S. 23; Hucke, Gans, 2009, S. 15)

Strukturqualität	Prozessqualität	Ergebnisqualität
Berufsabschluss	Anamnese	Evaluation der Ergebnisse
Berufserfahrung	Diagnostik	
Zertifikat Lehrlogopädin	Therapie	Katamnese
Fort- und Weiterbildungen	Beratung	
Zugänglichkeit, Größe, Gestaltung Praxis	Dokumentation	Therapieforschung
Therapieplatz- und Betriebsausstattung	Supervision	dbl-Forschungspreis
	Praxismanagement	
intra- und interdisziplinäre Zusammenarbeit	Patientenverwaltung	dbl-Nachwuchspreis
	Abrechnung	
Leistungsspektrum	Besprechungen im Team, mit Ärzten, Pflege, etc.	Stipendien
Zuweiser/Einzugsgebiet		

Ausgehend von der Festlegung, welche Merkmale und Qualitätsaspekte eine Gesundheitsdienstleistung beinhaltet, stellt sich nun die Frage, welche Bedeutung der Begriff Qualitätsmanagement hat.

1.2.3 Grundsätze des Qualitätsmanagements

Als Management wird in der Betriebswirtschaftslehre das Entwickeln, Lenken und Gestalten eines Unternehmens verstanden. Dabei übernimmt das Management die Verantwortung für die Organisation, die Strategie, die Prozesse und die Ergebnisse der Geschäftstätigkeit. Die Aufgaben des Managements beinhalten somit die Entwicklung unternehmensinterner Konzepte sowie die Auswahl und Anwendung spezifischer Instrumente wie z. B. eines QMS (vgl. Tockenbürger, 2009, S. 56; Koller et al., 2009, S. 527).

QM ist damit ein Begriff, der alle Qualitätsaktivitäten sowie Qualitätsverpflichtungen und die Instrumente bzw. deren methodische Grundlage umfasst (vgl. Rebscher, 2011, S. 5; Sens, 2009, S. 189). Zum QM gehören das Festlegen der Qualitätspolitik, die Qualitätsplanung, -lenkung, -zusicherung und die Qualitätsverbesserung. QM ist eine Führungsaufgabe und liegt in der Verantwortung des Unternehmensmanagements.

Inzwischen gibt es zahlreiche QMS, deren Ziel die wirksame und nachhaltige Umsetzung der oben genannten fünf Elemente mithilfe konkreter Instrumente ist. Dabei finden sich Prozess-, Kunden- und Mitarbeiterorientierung ebenso wie das Konzept der kontinuierlichen Verbesserung in allen aktuellen QMS wieder. Die Qualitätsentwicklung entsteht im Sinne einer prozessorientierten ständigen Reorganisation. Dazu ist es notwendig, die Rahmenbedingungen ebenso wie die Kunden- und Mitarbeitererwartungen kontinuierlich zu analysieren. Ein QMS bietet hierzu die notwendigen Instrumente an (vgl. Sens, 2009, S. 199).

1.2.4 Kontinuierlicher Qualitätsverbesserungsprozess

Der Plan-Do-Check-Act Zyklus (PDCA-Zyklus) ist ein Vorgehensmodell für den Prozess der ständigen Verbesserung. Der generelle Management-Zyklus von Planung, Implementierung, Kontrolle und Feedback wird dabei auf das QM übertragen (vgl. Abb. 1.7).

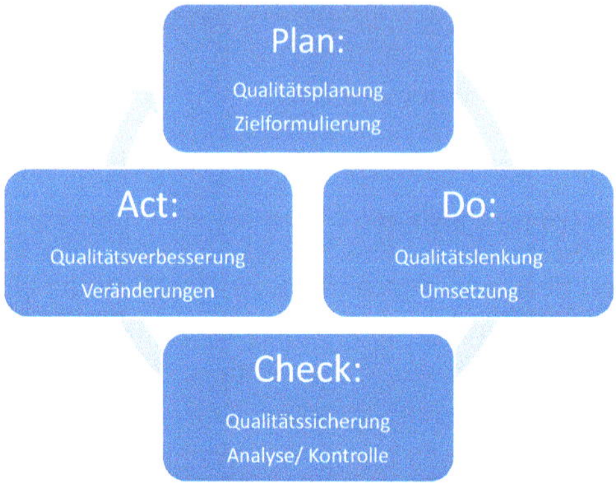

Abb. 1.7: Kontinuierlicher Verbesserungsprozess

Ausgehend von der Qualitätsplanung (**Plan**) für ein ausgewähltes Problem erfolgt die Qualitätslenkung (**Do**), d. h. die Auswahl und Umsetzung geeigneter Problemlösestrategien. Dann wird die Qualität gesichert (**Check**) und analysiert, indem die angestrebte Wirkung bzw. Effektivität unter Alltagsbedingungen gemessen wird. Darauf aufbauend werden alternative Strategien ausgewählt (**Act**) und wiederum geplant. So wird der einzelne Versorgungsprozess kontinuierlich weiterentwickelt (vgl. Sens, 2009, S. 198).

Der PDCA-Zyklus soll durch eine ständige Qualitätsverbesserung zu einer verbesserten Produktivität mit sinkenden Kosten führen, sodass die Marktanteile des Unternehmens durch wettbewerbsfähige Preise erhalten und ausgebaut werden können. Letztlich wird damit die zukünftige Existenz des Betriebs gesichert (vgl. Vogg; Fleßa, 2011, S. 45). Doch es würde zu kurz greifen, nur die Existenzsicherung als das alleinige Ziel von Qualitätsmanagement im Gesundheitswesen zu nennen.

1.2.5 Ziele von Qualitätsmanagement

Alle QM-Maßnahmen im Gesundheitssystem haben immer mehrere Ziele, die je nach Perspektive unterschiedlich gewichtet werden. Zum einen soll die Versorgung wirtschaftlicher werden, d. h. durch die kontinuierlichen Verbesserungsprozesse erhoffen sich die Akteure eine effizientere Leistungserbringung. Mithilfe des QM lassen sich die Potenziale des Unternehmens darstellen, nutzen und damit seine Wirtschaftlichkeit erhöhen. Außerdem sollen kommende Entwicklungen antizipiert werden, sodass ein proaktives Vorgehen möglich ist und damit die Existenz gesichert wird. Dazu ist es notwendig, die Bedürfnisse Dritter, z. B. von Mitarbeitern, Zuweisern, Kostenträgern oder der Gesellschaft systematisch zu erfassen und in die eigenen unternehmerischen Entscheidungen einfließen zu lassen (vgl. Hucke; Gans, 2009, S. 25 ff.). Die Beteiligung der Mitarbeiter an der Qualitätsentwicklung soll dazu führen, dass ihre Bindung an das Unternehmen gestärkt und die Arbeitsmotivation gesteigert wird (vgl. Widmann-Mauz, 2011, S. 58).

Ein weiteres wichtiges Ziel ist die Optimierung der medizinischen Versorgung mit bestmöglichen Behandlungsergebnissen unter Beachtung des aktuellen Fachwissens. Außerdem sollen im Rahmen der ständigen Qualitätsverbesserung zum Schutz der Patienten die Versorgungsprozesse stetig sicherer werden (vgl. Pfeiffer, 2011, S. 67). Wichtig ist, dass durch ein QMS die Qualität hinreichend untersucht und beschrieben wird, sodass die Zielerreichung eindeutig bewertbar wird (vgl. Bitzer et al., 2012, S. 1137). QM soll medizinische Prozesse für die Patienten durchschaubar machen und ihnen so die Möglichkeit geben, in die Entscheidung eingebunden zu werden (vgl. Widmann-Mauz, 2011, S. 50).

Auch die Transparenz bezüglich der unterschiedlichen Angebote zur Gesundheitsversorgung ist ein Ziel des QM. Sie sollen hinsichtlich ihrer strukturellen, prozessualen und ergebnisorientierten Dimension vergleichbar werden, um Patienten und Vertragspartnern eine fundierte Entscheidungsgrundlage für ihre Wahloptionen zu bieten (vgl. Rebscher, 2011, S. 5, 9). Im Sinne eines Benchmarking wird durch QM ein Vergleich mit anderen Unternehmen oder Abteilungen möglich (vgl. Hucke; Gans, 2009, S. 25 ff.).

Allerdings stehen die Leistungserbringer im deutschen Gesundheitswesen zunehmend unter Konkurrenzdruck und müssen unternehmerisch am Markt auftreten. Die Auswahl eines speziellen Angebots setzt voraus, dass es einheitliche, transparente und vergleichbare Strukturen gibt. Dies könnte der Intention der Anbieter entgegenstehen, die aus wettbewerblichen Suchprozessen der Nachfrager als Gewinner hervorgehen wollen, ohne entsprechende Qualität vorzuhalten (vgl. Rebscher, 2011, S. 8).

Es wird deutlich, dass unterschiedliche Interessengruppen verschiedene Erwartungen an die Einführung von QM-Systemen knüpfen. Insgesamt konstatiert Rebscher, dass die hergebrachten kollektiven Vertragssysteme dazu führten, dass wenig transparente Qualitätsindikatoren entwickelt wurden. Erst durch neue Versorgungsmodelle und die Möglichkeit von selektiven Verträgen entstand Wettbewerb zwischen den Leistungsanbietern. Diese sind dann am Nachweis besonderer Qualität interessiert, wenn es ihnen einen wirtschaftlichen Vorteil sichert (vgl. Rebscher, 2011, S. 9).

Aus Sicht des Gesetzgebers sind QM-Maßnahmen vor allem notwendig, um eine effektive und effiziente Leistungserbringung zu gewährleisten und dem zunehmenden Finanzierungsdruck im Gesundheitswesen zu begegnen. Eine Reihe von Gesetzesänderungen, z. B. die Veränderung der Abrechnung durch Fallpauschalen bzw. DRGs oder die Einführung neuer außerbudgetär vergüteter Versorgungsformen, ist Ausdruck des gestiegenen wirtschaftlichen Drucks. Der Gesetzgeber befürchtete als Folge negative Auswirkungen auf die Versorgungsqualität, sodass Maßnahmen zu ihrer Sicherung notwendig erschienen. Daher haben sich die normativen Rahmenbedingungen in den vergangenen 20 Jahren deutlich verändert, um QM-Maßnahmen verbindlich in die Versorgung einzuführen (vgl. Widmann-Mauz, 2011, S. 51).

1.2.6 Gesetzliche Rahmenbedingungen des Qualitätsmanagements

Im korporatistisch ausgestalteten deutschen Gesundheitssystem obliegt es dem Gesetzgeber, einen rechtlich normierten Rahmen zu erlassen, der dann von den Organen der Selbstverwaltung ausgestaltet wird. Daher finden sich auch im Bereich der Qualitätssicherung bzw. des QM gesetzliche Vorgaben, die entweder durch den G-BA als Richtlinien oder aber in Verträgen zwischen Leistungsträgern und -erbringern umgesetzt werden (vgl. Ballast et al., 2011, S. 280).

Prinzipiell ist im § 12 SGB V das Wirtschaftlichkeitsgebot formuliert, nach dem eine Leistung ausreichend, zweckmäßig und wirtschaftlich sein muss. Der Nachweis des Nutzens und der Wirtschaftlichkeit einer Intervention ist laut § 92 SGB V zu erbringen (vgl. Vogg; Fleßa, 2011, S. 8). Dabei handelt es sich um die Regelung von Rahmenbedingungen, die den Partnern der Selbstverwaltung Freiräume zur Gestaltung sinnvoller Maßnahmen lassen, z. B. auch Instrumente des QM als Nachweis einzusetzen (vgl. Widmann-Mauz, 2011, S. 49). Im Folgenden werden die Regelungen für das QM im Bereich der Vertragsärzte ausgeführt.

Rechtliche Rahmenbedingungen im Bereich der Vertragsärzte

Die gesetzlichen Regelungen zum QM finden sich im neunten Abschnitt des SGB V in den §§ 135–139. In der ärztlichen Berufsordnung, der Weiterbildungsordnung und auch dem Kammergesetz finden sich ebenfalls

Ausführungen zur Qualitätssicherung. Außerdem gelten weitere Regelwerke wie die Röntgenverordnung, das Eichgesetz, die Eichordnung oder das Medizinproduktegesetz, sodass verschiedene Grundlagen zu beachten sind (vgl. Bitzer et al., 2012, S. 1138).
Im Folgenden wird näher erläutert, welche Auswirkungen die Gesetzesänderungen des SGB V in den vergangenen 20 Jahren auf das QM der Vertragsärzte hatten. 1988 wurde die Berufsordnung der Ärzte geändert und eine Verpflichtung zur Teilnahme an qualitätssichernden Maßnahmen eingeführt, allerdings ohne Nachweispflicht oder konkrete Vorgehensregelungen. Ebenso verpflichtete der Gesetzgeber 1989 im Rahmen des Gesundheitsreform-Gesetzes alle Leistungserbringer zur Qualitätssicherung und legte sie als Pflichtaufgabe der Selbstverwaltungspartner fest. Das Vorgehen wurde nicht näher konkretisiert, daher kam es zu einer nur schleppenden Umsetzung (vgl. Bitzer et al., 2012, S. 1138).

Durch das 2. Neuordnungsgesetz für die GKV fand 1997 eine Verlagerung der Kompetenzen zur Einführung und Entwicklung externer QS von den Gremien der Selbstverwaltung des Landes- hin zur Bundesebene statt. 2000 wurden dann die Selbstverwaltungspartner auf Bundesebene durch das GKV-Gesundheitsreformgesetz ermächtigt, QS- und Sanktionsmaßnahmen festzulegen. Damit wurden erste verbindliche Vorgaben zur Etablierung von QM gemacht (vgl. Widmann-Mauz, 2011, S. 51). Das GKV-Modernisierungsgesetz übertrug 2004 die Verantwortung für eine externe, einrichtungsübergreifende Qualitätssicherung auf das neu entstandene oberste Gremium der Selbstverwaltung, den G-BA (vgl. Bitzer et al., 2012, S. 1139). Im Sinne des § 135 a Abs. 2 Nr. 2 sind Vertragsärzte seitdem verpflichtet, ein einrichtungsinternes QM einzuführen und weiterzuentwickeln.

In der Umsetzung erließ der G-BA 2005 die Qualitätsmanagement-Richtlinie vertragsärztliche Versorgung (QM-RL). Es folgte 2006 die Qualitätsprüfungsrichtlinie vertragsärztliche Versorgung, in der die Kontrollaufgabe den Kassenärztlichen Vereinigungen übertragen und mögliche Sanktionen geregelt wurden (vgl. G-BA, 2005; G-BA, 2006). Die QM-RL verpflichtet alle Vertragsärzte, bis 2010 bzw. vier Jahre nach Aufnahme ihrer Tätigkeit ein QM zu planen und umzusetzen. Dabei muss das QM den grundsätzlich formulierten Anforderungen zu den Grundelementen und Instrumenten genügen, ohne dass spezielle QMS festgelegt wurden. Somit haben die Vertragsärzte einen großen Freiraum bei der Wahl des QMS. Fraglich ist, ob die Vielfalt an Instrumenten die Orientierung für die Patienten tatsächlich erleichtert (vgl. Bitzer et al., 2012, S. 1141 f.).

Als Kann-Regelung ist in der QM-RL eine Überprüfung der QM-Maßnahmen durch einen unabhängigen Dritten im Rahmen eines Zertifizierungsverfahrens aufgeführt. Somit ist die Zertifizierung freiwillig. Im Jahr 2011 waren ca. 1 % der niedergelassenen Ärzte nach QEP, KTQ oder EPA zertifiziert (vgl. Bitzer et al., 2012, S. 1147).

Laut Vogg und Fleßa ist die QM-RL so gehalten, dass bei den Vertragsärzten die Erwartung entsteht, durch die Einführung eines QMS sowohl die Versorgungsqualität als auch die ökonomische Lage der Praxis zu verbessern. Als Folge eines funktionierenden QMS werden eine Straffung der Praxisorganisation und der Abläufe in Aussicht gestellt, was bei gleichbleibender Sicherstellung des Versorgungsauftrags Kostenreduktionen bewirke. Weitere positive Auswirkungen durch das QM sollen sich in den Bereichen der Rechtssicherheit und der steigenden Patientenbindung zeigen. Insgesamt wird davon ausgegangen, dass die Wettbewerbsfähigkeit der Praxis steigt (vgl. Vogg; Fleßa, 2011, S. 8 f.).

Der Gesetzgeber hat dem G-BA keine Regelungskompetenz bezüglich des QM für den Bereich der Heil- und Hilfsberufe sowie der medizinischen Reha gegeben (vgl. Bitzer et al., 2012, S. 1140). Für die zugelassenen Leistungserbringer in der Logopädie werden die Anforderungen an das Qualitätsmanagement daher in den Rahmenverträgen mit den Leistungsträgern geregelt.

Rechtliche Rahmenbedingungen im Bereich der Logopädie

Prinzipiell lässt sich sagen, dass nahezu alle Verträge zwischen Leistungsträgern und Leistungserbringern Vereinbarungen zur Struktur- und Prozessqualität enthalten (vgl. Pfeiffer, 2011, S. 68 f.). Die genaue Ausgestaltung und Festlegung von Prüfungen ist jedoch sehr unterschiedlich gehalten.

Grundsätzlich findet sich in § 135 a Abs. 1 SGB V die Verpflichtung zur Sicherung und Weiterentwicklung der Qualität für alle Leistungserbringer, somit auch für die Logopäden. Hier wird festgelegt, dass die Leistungen nach dem jeweiligen Stand der wissenschaftlichen Erkenntnisse und in der fachlich gebotenen Qualität erbracht werden müssen.

Die weiteren §§ 135 a Abs. 1 a bis 139 beziehen sich nicht auf Heilmittelerbringer. Wie bereits erläutert, gibt der Gesetzgeber im § 125 SGB V vor, dass der Spitzenverband der Krankenkassen mit den Spitzenorganisationen der Heilmittelerbringer eine Rahmenempfehlung vereinbaren muss, in der die einheitliche Versorgung mit Heilmitteln geregelt wird. Dabei sind nach § 125 Abs. 1 Nr. 2 SGB V insbesondere Maßnahmen zur

Fortbildung und Qualitätssicherung festzulegen, die die Qualität der Behandlung, der Versorgungsabläufe und der Behandlungsergebnisse umfassen. Daher finden sich in den Rahmenverträgen der Krankenkassenverbände mit dem dbl entsprechende Qualitätsregelungen. Im Folgenden wird zuerst der Rahmenvertrag des dbl mit den vdek betrachtet, da er bundesweit gilt (vgl. vdek, 2014a). Im Vertrag befasst sich der § 5 mit den Maßnahmen zur Qualitätssicherung (vgl. vdek, 2014a, S. 5 f.). Als erster Satz findet sich die Verpflichtung zur Beteiligung an Qualitätssicherungsmaßnahmen. Festgelegt wird im Weiteren, dass Maßnahmen in den Bereichen Prozess-, Struktur- und Ergebnisqualität zu erfolgen haben. Der vdek behält sich Prüfrecht nach Ankündigung vor, ohne dass Sanktionen bei Nichterfüllung benannt werden.

Bezüglich der Strukturqualität wird beschrieben, dass darunter organisatorische, personelle, räumliche und sächliche Voraussetzungen zu verstehen sind. Die Praxisausstattung wird in der Anlage 2 konkretisiert und entspricht den Vorgaben zur Zulassung (vgl. vdek, 2014a, S. 5, 30 ff.). Unter Prozessqualität ist die Güte der ablaufenden Therapieprozesse zu verstehen. Durch die Abstimmung mit dem verordnenden Arzt und die Orientierung der Behandlung an Indikation, Therapieziel sowie Belastbarkeit des Patienten soll eine Behandlung gemäß der Leistungsbeschreibung gewährleistet werden. Besondere Erwähnung findet die Dokumentation, die als Verlaufsdokumentation kontinuierlich je Behandlungseinheit erfolgen muss. Es werden allerdings keine Inhalte genannt, die in der Dokumentation enthalten sein müssen. Die Bereitschaft zur Teilnahme an Case-Management-Terminen und Qualitätszirkeln wird gefordert, aber nicht verpflichtend festgeschrieben (vgl. vdek, 2014a, S. 5).

Als letzter Punkt wird die Ergebnisqualität erläutert. Hier wird festgelegt, dass regelmäßig der Zielerreichungsgrad der logopädischen Therapie zu ermitteln ist. Dazu soll die Leitsymptomatik zu Beginn der Therapie mit dem Zustand am Ende unter Berücksichtigung der Zufriedenheit des Patienten verglichen werden (vgl. vdek, 2014a, S. 6).

Im Vertrag finden sich neben den expliziten Regelungen zur Qualitätssicherung weitere Passagen, die eine Qualität der logopädischen Leistungen gewährleisten sollen. Im § 2 werden organisatorische Voraussetzungen der Leistungserbringung genannt, u. a. auch Vertretungsregelungen für den Fall von Krankheit oder Mutterschaft. § 4 befasst sich mit der persönlichen Qualifikation des Praxisinhabers und aller Mitarbeiter, die ebenfalls die Voraussetzungen zur Zulassung nach § 124 Abs. 4 Nr. 1 erfüllen müssen. Große Bedeutung erhält die Fortbildungspflicht, die gesondert in den Anlagen 4 und 5 beschrieben wird. Hier werden der Umfang der notwendigen Fortbildungen, die der Praxisinhaber zu absolvieren hat, und die Sanktionen bei Nichtbeachtung geregelt. Wenn auf Anfrage innerhalb von vier Jahren keine 60 Fortbildungspunkte (FP) nachgewiesen werden, kann die Krankenkasse nach Ankündigung gestaffelte Kürzungen der Vergütung vornehmen. Vergeben wird ein FB je 45 Minuten Unterrichtsinhalt, wenn die Fortbildung zur Verbesserung der Behandlungen, der Behandlungsergebnisse oder der Versorgungsabläufe beiträgt. Anrechenbar sind neben Kursen auch Kongresse oder berufsbezogene Studiengänge. Explizit ausgeschlossen sind neben dem Selbststudium alle Fortbildungen zu Praxisabläufen, z. B. Praxisorganisation, Marketing, Abrechnung oder Qualitätsmanagement. Dezidiert festgelegt sind auch die Qualitätskriterien, die ein Dozent erfüllen muss, damit die Fortbildung angerechnet werden kann (vgl. vdek, 2014a, S. 33 ff.).

Die Verträge mit den Primärkassen werden auf Landesebene geschlossen. Auch sie enthalten analoge Vereinbarungen zur Qualitätssicherung, teilweise mit dem gleichen Wortlaut wie im vdek-Vertrag. Der Aufbau der Verträge ist allerdings nicht deckungsgleich. So finden sich beispielsweise im Vertrag zwischen dbl und AOK-Rheinland/Hamburg insgesamt acht Paragrafen zur Beschreibung von Struktur-, Prozess- und Ergebnisqualität. Dieser Unterschied ergibt sich daraus, dass sich die Regelungen aus den Anhängen des vdek-Vertrags hier im Hauptteil finden. Inhaltlich gibt es keine über den vdek-Vertrag hinausgehenden Regelungen (vgl. AOK Rheinland/Hamburg, 2008).

Als Fazit lässt sich festhalten, dass im Bereich der Logopädie die rechtlichen Grundlagen zum QM Bestandteil des Rahmenvertrags mit den Leistungsträgern sind und nicht durch den G-BA mithilfe einer Richtlinie geregelt werden.

Festgelegt ist in den Rahmenverträgen die Verpflichtung zu Maßnahmen der Qualitätssicherung und es gibt besonders im Bereich der persönlichen Eignung durch die Anlagen 4 und 5 klare Vorgaben zur fachlichen Fortbildung. Allerdings besteht keine Verpflichtung zur Einführung eines Qualitätsmanagementsystems, es wird kein System empfohlen und es besteht auch außer der Verlaufsdokumentation keine Nachweispflicht von QM. Jede Einführung eines QMS ist für den Heilmittelerbringer freiwillig. Auch wenn der dbl bereits 2005 darauf hingewiesen hat, dass eine gesetzliche Verpflichtung analog zu den Vertragsärzten kommen könnte (vgl. Deckenbach, 2005a, S. 47), deutet im Moment nichts auf eine entsprechende Änderung der Rahmenverträge hin. Die Beweggründe für Logopäden, ein QMS auszuwählen und ggf. sogar bis zur Zertifizierung zu bringen, sind damit nicht in den rechtlichen Rahmenbedingungen zu suchen. So vermuten Hucke und Gans, dass die Einführung von QM aufgrund von ökonomischem Druck geschieht und dass das QMS als Marketinginstrument eingesetzt werden soll (vgl. Hucke; Gans, 2009, S. 24).

1.2.7 Qualitätsmanagementsysteme im Bereich der ambulanten Versorgung

Qualitätsmanagement setzt sich aus verschiedenen, aufeinander aufbauenden Komponenten zusammen. Auf Basis der Qualitätspolitik erfolgen die Qualitätsplanung, die Qualitätslenkung, die Qualitätszusicherung und die Qualitätsverbesserung. Zur tatsächlichen Umsetzung mithilfe konkreter Instrumente gibt es QMS. Ein QMS beschreibt somit die Strukturen, Verfahren, Instrumente und Prozesse zur Umsetzung des QM (vgl. Hucke, Gans, 2009, S. 41; Sens, 2009, S. 194).

Das prinzipielle Vorgehen folgt in allen Systemen einem ähnlichen Fahrplan, die Unterschiede finden sich in der methodischen Ausgestaltung, den eingesetzten Instrumenten und dem Umfang der einzelnen Bereiche (vgl. Vogg, Fleßa, 2011, S. 66; Sens, 2009, S. 195). In der Regel fordern die QMS, dass eine klare Verantwortung für die QM-Einführung und Weiterentwicklung festgelegt werden. In Praxen liegt die Zuständigkeit beim Praxisinhaber, ggf. können in größeren Einheiten oder bei mehreren Standorten Mitarbeiter als Qualitätsbeauftragte eingesetzt werden. Bevor erste Schritte unternommen werden, empfehlen alle QMS die Einbeziehung der Mitarbeiter im Rahmen von Informationsveranstaltungen, um Ängste und Bedenken zu bearbeiten und eine möglichste hohe Akzeptanz im Team zu erreichen (vgl. Vogg, Fleßa, 2011, S. 130, 135; Sens, 2009, S. 196 f.).

Zu Beginn der Einführung von QM wird eine Istanalyse vorgenommen, die das gesamte Unternehmen oder nur Teile wie z. B. die Kernprozesse umfassen kann. Dann folgt eine Zielformulierung und Priorisierung der Ziele, um im nächsten Schritt Verbesserungspotenziale zu identifizieren und anschließend Maßnahmen zu planen. Diese werden umgesetzt und abschließend evaluiert (vgl. Hucke, Gans, 2009, S. 92; Vogg, Fleßa, 2011, S. 131; Sens, 2009, S. 196 f.). Zur Erfassung des Istzustands gehören sowohl Aspekte der Struktur-, Prozess- als auch der Ergebnisqualität. In der Regel werden sie mithilfe von Checklisten, Ablaufdiagrammen oder ähnlichen Instrumenten beschrieben, die Ergebnisqualität wird außerdem über Mitarbeiter- und Patientenbefragungen eruiert.

Dezidierte Inhalte der Istanalyse sind die Aufstellung der personellen, räumlichen und technischen Ressourcen, die Visualisierung der Prozesse der Diagnostik, Therapie und Dokumentation sowie die Beschreibung der Unterstützungsprozesse wie Materialbeschaffung oder Abrechnung. Auch das Unternehmensumfeld wird betrachtet, z. B. die Konkurrenzsituation oder die Zusammenarbeit mit den Zuweisern. Schwierig ist i. d. R. die Erfassung der Ergebnisqualität, hier können Abschlussberichte, Katamnesen und Befragungen eingesetzt werden. Bei der Istanalyse müssen auch Verantwortliche für die Prozesse benannt werden, ebenso die Kommunikationswege in der Einrichtung, Schnittstellen und mögliche Risiken in der Versorgung.

Soweit möglich werden bei der Istanalyse Kennzahlen zu Hilfe genommen. Es handelt sich u. a. um Finanzkennzahlen (z. B. Umsatzzahlen), Kennzahlen für die Mitarbeiterentwicklung (z. B. Anzahl der Mitarbeiter) und für die Bewertung des Kundenstamms (z. B. Zusammensetzung der Kundengruppen). Dabei können auch Kennzahlen zu Prozessen erfasst werden. So ließe sich z. B. in der logopädischen Praxis die durchschnittliche Häufigkeit und Dauer von Telefonberatungen neuer Patienten pro Mitarbeiter ermitteln.

Im zweiten Schritt können nun mithilfe der jeweiligen Instrumente des QMS die Stärken und Schwachpunkte der Einrichtung bewertet werden, sodass sich die Zielformulierungen für die einzelnen Bereiche ergeben. Es erfolgt immer eine Priorisierung der Ziele, um das weitere Vorgehen auch zeitlich planen zu können.

Unter Einbeziehung der Mitarbeiter werden konkrete Maßnahmen zur Qualitätsverbesserung geplant und eingeführt. Die Umsetzung unterliegt dann einem kontinuierlichen Monitoring, sodass der Erfolg evaluiert werden kann. Am Ende der Einführung stehen bei allen QMS-Prüfroutinen, die eine kontinuierliche Verbesserung der Qualität in den beobachteten Bereichen gewährleisten sollen (vgl. Vogg; Fleßa, 2011, S. 136).

Die Zertifizierung ist i. d. R. mithilfe aller QMS möglich, aber nicht zwingend erforderlich. Dazu wird häufig zuerst eine Selbstbeurteilung in einem internen Audit vorgenommen, um dann im nächsten Schritt ein externes Audit durchführen zu lassen. In diesem externen Bewertungsverfahren werden in definierten Teilbereichen Qualitätsberichte und Kennzahlen erhoben, mit anderen Einrichtungen verglichen und die Ergebnisse in Form eines Prüfberichts rückgemeldet. Das Qualitätszertifikat gilt für einen bestimmten Zeitraum, für eine Rezertifizierung ist ein weiteres externes Audit notwendig. Die externe Zertifizierung erfolgt i. d. R. nicht über den QMS-Anbieter und ist mit zusätzlichen Kosten verbunden (vgl. Bitzer et al., 2012, S. 1137).

Inzwischen gibt es neben dem bekannten DIN EN ISO 9000-Modell eine Vielzahl von spezifischen QMS für den ambulanten Bereich, z. B. das KTQ-Modell Arztpraxis (Kooperation für Transparenz und Qualität ®), das EFQM-Modell oder das Total-Quality-Modell (vgl. Bitzer et al., 2012, S. 1137; Grosstück, 2008; KTQ, 2010). In dieser Arbeit steht das QMS des dbl im Fokus, daher werden im Folgenden nur die DIN EN ISO 9000-Normenreihe als Grundlage und das QMS der KBV – Qualität und Entwicklung in Praxen (QEP) – als vergleichbare Angebote im Vertragsarztbereich näher beschrieben. Außerdem werden weitere, speziell für Heilmittelerbringer entwickelte QMS benannt.

DIN EN ISO-Normenreihe

Das Deutsche Institut für Normung e.V. (DIN) erarbeitet für die Wirtschaft, den Staat und die Gesellschaft konsensbasierte Normen und Standards. Für den Bereich des Qualitätsmanagements stellt die Normenreihe DIN EN ISO 9000 ff. das bekannteste europäische und auch weltweit anerkannte QMS dar. Die DIN EN ISO 9000 ist das offizielle Wörterbuch in der Normenreihe, hier werden Grundlagen und Begriffe des Qualitätsmanagements definiert. Als Nachweisnorm bietet die DIN EN ISO 9001: 2008 ein Modell zum Aufbau und zur Bewertung von QMS, hier werden die Voraussetzungen für eine Zertifizierung geregelt (vgl. DIN e. V., 2014).

Da die DIN ISO EN-Norm branchenübergreifend einsetzbar ist, muss sie teilweise mit erheblichem Aufwand für den gewünschten Einsatzbereich spezifiziert werden. Das QMS soll Transparenz gegenüber Mitarbeitern und Außenstehenden über die Struktur, die Organisation und die Umsetzung von QM-Maßnahmen ermöglichen. Es wird ein systematisches Managementsystem mit dem Schwerpunkt auf Struktur- und Prozessqualität aufgebaut, das fünf Kernanforderungen erfüllt:

1. Das erste Kapitel befasst sich mit dem **QMS** selbst und erläutert dessen Struktur und Organisation.
2. Die zweite Anforderung betrifft die **Verantwortung der Leitung** und beschreibt die damit einhergehenden Aufgaben, z. B. die Entwicklung von Leitbild und Unternehmenszielen, die Klarheit bezüglich der Zuständigkeiten und die Verpflichtung zur Bewertung

des Managements. Hier entsteht i. d. R. auch ein entsprechendes Organigramm der Einrichtung.

3. In Bezug auf das **Management der Ressourcen** werden dann alle Mittel betrachtet, die zur Leistungserbringung notwendig sind. Hier finden sich Aufstellungen der Mitarbeiter mit deren Qualifikationen und Zielen der Personalentwicklung ebenso wie Sachmittel und die Beschreibung der Dienstleistungsprozesse. Auch die Verantwortung für die Einzelprozesse wird geregelt.
4. Die vierte Anforderung ist das **Prozessmanagement** mit einer systematischen Planung und Umsetzung. Dabei werden Ziele festgelegt und die Dokumentationsstandards beschrieben. Wichtig ist, dass auch die Anforderungen der Kunden berücksichtigt und ein Fehler- und Beschwerdemanagement geregelt wird.
5. Die letzte Anforderung ist die Messung, Analyse und Verbesserung zur **Entwicklung der Qualität** im Sinne eines kontinuierlichen Verbesserungsprozesses. Die Überprüfung der Prozesse und Qualitätsmaßnahmen erfolgt dabei gemäß festgelegter Vorgaben, die sich immer auch an den Kriterien orientieren, die für eine Zertifizierung erfüllt sein müssen (vgl. Vogg, Fleßa, 2011, S. 135 ff., 244 f.; Hucke, Gans, 2009, S. 42 ff.).

Das zentrale Instrument des DIN EN ISO-QMS ist das QM-Handbuch der Einrichtung. In diesem Handbuch finden sich die Beschreibungen der Struktur und Organisation, Verfahrensanweisungen, Ablaufbeschreibungen und Dokumentationsvorgaben. Mithilfe des Handbuchs werden interne Audits vorgenommen, es dient auch gemeinsam mit einem Managementreview als Grundlage für externe Audits. Die Zertifizierung nach DIN EN ISO erfolgt für drei Jahre, dann ist eine Rezertifizierung notwendig (vgl. Vogg, Fleßa, 2011, S. 244 f.; Hucke, Gans, 2009, S. 42 ff.).

Die Anpassung der DIN EN ISO-Norm an die eigene Einrichtung kann jeder Praxisinhaber ausgehend von der Normenreihe selbst vornehmen. Allerdings gibt es bereits Anpassungen für Gesundheitseinrichtungen und auch speziell für vertragsärztliche Praxen.

Qualität und Entwicklung in Praxen®

Basierend auf der DIN EN ISO-Normenreihe haben die Kassenärztlichen Vereinigungen der Länder (KVen) und die KBV 2006 das QMS Qualität und Entwicklung in Praxen® (QEP) speziell für die vertragsärztliche und vertragspsychotherapeutische Praxis entwickelt. QEP ist ein modular aufgebautes, spezifisch auf die Abläufe und Bedingungen in der ambulanten vertragsärztlichen Gesundheitsversorgung zugeschnittenes QMS. Als Besonderheit ist zu nennen, dass durch verschiedene, miteinander kombinierbare Bausteine ein schrittweiser Einstieg ins QM ermöglicht wird.

QEP wurde als kostengünstiges, praxisbezogenes Unterstützungs- und Serviceangebot entwickelt. QEP versteht sich als Werkzeug zur Optimierung der Führungsaufgaben und der Praxisorganisation und möchte vor allem aufzeigen, wo Verbesserungen sinnvoll eingeführt und umgesetzt werden können.

Die Einführung soll neben einer bestmöglichen Patientenversorgung helfen, die wirtschaftliche Situation der Vertragsärzte zu stabilisieren, außerdem soll die Arbeitszufriedenheit gefördert werden. Angestrebt werden eine Vereinfachung und Straffung der Praxisorganisation, die zu Arbeitsersparnis und konfliktfreier Zusammenarbeit führen sollen. Aus berufspolitischer Sicht war es den Entwicklern wichtig, dass die eigene Profession die Qualität von ärztlichem Handeln in der Praxis definiert (vgl. Diel; Gibis, 2010, S. XI f.).

Ausgangspunkt des systematischen Vorgehens ist auch bei QEP die Istanalyse, die hier als Selbstbewertung bezeichnet wird. Danach folgt die Umsetzung von Verbesserungsmaßnahmen mit klaren Aufgabenverteilungen und Zeitvorgaben. Regelmäßige Überprüfungen führen zu einer kontinuierlichen Weiterentwicklung der Praxis auch im strategischen Bereich. Außerdem bietet QEP durch Musterdokumente, Checklisten, Ablaufbeschreibungen und Formblätter Hilfen bei der Dokumentation. Die empfohlene Zeitdauer für die QEP-Einführung sind 9 bis maximal 24 Monate (vgl. Diel; Gibis, 2010, S. XVII).

Eine Zertifizierung durch eine externe Stelle nach Einführung von QEP in allen Bereichen der Praxis ist möglich, aber nicht zwingend vorgesehen (vgl. Diel; Gibis, 2010, S. XII). Das wichtigste Instrument von QEP ist der QEP-Qualitätsziel-Katalog. Dieser Katalog bildet alle Aspekte und Inhalte der Arbeit in einer Praxis umfassend ab und formuliert im Sinne eines Ideenpools Ziele für alle Bereiche. Besondere Beachtung finden gesetzliche und normative Vorgaben, die sich in allen Kapiteln wiederfinden. Die Ziele werden fünf Bereichen zugeordnet: Patientenversorgung, Patientenrechte/-sicherheit, Mitarbeiter/Fortbildungen, Führung/Organisation sowie Qualitätsentwicklung. Alle Ziele sind bereits operationalisiert und z. B. mithilfe von Indikatoren beschrieben.

Angeboten werden von den KVen zweitägige QEP-Einführungsseminare, die bei der Umsetzung unterstützen sollen. Außerdem gibt es Intensiv-

und Aufbauseminare für speziellere Fragestellungen. Mithilfe des QEP-Qualitätsziel-Katalogs werden eigene Ziele formuliert und ein eigenes QM-Handbuch erstellt, das auf dem QEP-Manual basiert. In diesem Manual finden sich in digitaler Form Musterdokumente, Anleitungen und Umsetzungsvorschläge, die somit leicht an die jeweilige Praxis angepasst werden können.

Das QEP-Zertifizierungsverfahren basiert auf einer Selbstbewertung, die anschließend durch QEP-Visitoren im Rahmen eines externen Audits bewertet werden. Mögliche Zertifizierungsstellen werden von den KVen benannt (vgl. Diel; Gibis, 2010, S. XIII ff.). Die Kosten in Höhe von 379–449 Euro für QEP setzen sich aus 30 Euro für den QEP-Qualitätsziel-Katalog, ca. 150–220 Euro für das QEP-Einführungsseminar und 199 Euro für das QEP-Manual zusammen. Die Gebühren für die Zertifizierung ist darin noch nicht enthalten. Für die Schulung können 18 Fortbildungspunkte angerechnet werden (vgl. Diel; Gibis, 2010, S. XIII ff.).

Qualitätsmanagementsysteme für Heilmittelerbringer

Auch wenn im Heilmittelbereich bisher noch keine gesetzliche Verpflichtung zur Einführung eines QMS besteht, stehen den Heilmittelpraxen unterschiedliche Qualitätsmanagementsysteme zur Verfügung. Neben der DIN EN ISO 9000-Normenreihe, dem EFQM-Modell und dem Total-Quality-Management wäre hier auch das Europäische Praxisassessment (EPA) der Stiftung Praxissiegel e.V. zu nennen. Die exemplarische Anwendung des EFQM-Modells für eine logopädische Praxis beschreibt Grosstück (2008).

2004 wurde die Stiftung Praxissiegel e.V. von der Bertelsmann Stiftung und von TOPAS Germany e.V. gegründet. Diese Stiftung unterstützt die Umsetzung von QMS vor allem in Arztpraxen und ist nach eigenen Angaben der einzige gemeinnützige, unabhängige und auf das Gesundheitswesen spezialisierte Anbieter. Ziel der Stiftung ist es, Qualität und Transparenz in der Gesundheitsversorgung zu fördern, daher akkreditiert sie QMS und Anbieter von QMS. Bisher ist lediglich das EPA akkreditiert, zu dem die fachspezifischen Varianten für verschiedene Arztgruppen zählen (vgl. Stiftung Praxissiegel, 2014). Das EPA wäre auch für logopädische Praxen anwendbar.

Weiterhin gibt es einige speziell für Heilmittelerbringer entworfene Angebote, u. a. vom Netzwerk Praxisqualität e.V. und vom Institut für Qualitätssicherung in der Heilmittelversorgung e.V. (IQH). Das Netzwerk Praxisqualität e.V. ist ein eingetragener Verein, der seine Mitglieder bei der Einführung, Umsetzung und Zertifizierung eines QMS unterstützt. Es besteht eine enge Verbindung zur Firma buchner consulting GmbH, die auch als Anbieter des QMS auftritt. Laut eigenen Angaben sind deren Zielgruppen speziell Praxen der Physio- und Ergotherapie sowie der Logopädie (vgl. Netzwerk Praxisqualität, 2014).

2001 wurde das Institut für Qualitätssicherung in der Heilmittelversorgung e. V. (IQH) von mehreren Berufsverbänden der Physiotherapie gegründet. Inzwischen ist auch der Deutsche Bundesverband der Ergotherapeuten Mitglied im IQH, sodass sich dessen Arbeit vor allem an niedergelassene Physio- und Ergotherapeuten orientiert. Ziel des IQH als eigenständiger Verein ist es, unabhängig von den berufspolitischen Interessen der einzelnen Berufsverbände Kompetenzen zu bündeln und das QM im Heilmittelbereich weiterzuentwickeln (vgl. IQH, 2014; Hucke, Gans, 2009, S. 61). Weder dba noch dbl oder dbs sind Mitglieder im IQH, obwohl das Angebot ausdrücklich für alle Heilmittelerbringer erarbeitet wurde.

1.2.8 Qualitätsmanagementsystem des dbl

Auch der dbl entwickelte ein verbandsinternes QMS als Serviceleistung für seine Mitglieder. Seit 2004 war QM vermehrt ein Thema in der Bundeskommission Qualitätsmanagement, was im Jahr 2005 zu der Empfehlung an den Bundesvorstand führte, ein logopädiespezifisches System zu erarbeiten und Schulungen für dbl-Mitglieder anzubieten (vgl. Grosstück, 2005, S. 23).

Entwicklung des dbl-QMS und der dbl-QM-Schulungen

So begann 2005 die Entwicklung des DIN ISO EN-basierten dbl-QM mit dem Ziel, sowohl eine Handbuchvorlage mit Musterdokumenten zu erarbeiten als auch Fortbildungen zu konzipieren (vgl. Deckenbach, 2005a, S. 47). In einer Pilotphase ab Oktober 2005 wurde das dbl-QM in zehn Praxen erprobt. Die Teilnehmer erhielten eine zweitägige Schulung, anschließend wurde das System innerhalb von zwölf Wochen in den Praxen eingeführt. Die Rückmeldungen zum Handbuch und zur Umsetzbarkeit flossen in die Überarbeitung des dbl-QM ein. Neben dem Handbuch wurde ein Kennzahlenkatalog für logopädische Praxen entwickelt und explizit keine Empfehlung zur Zertifikation ausgesprochen (vgl. Deckenbach, 2005b, S. 38; Deckenbach, 2006a, S. 43; Deckenbach, 2006b, S. 42).

2006 wurden das dbl-QMS und das zweiteilige Schulungskonzept vom Bundesvorstand des dbl verabschiedet. Der erste Teil der Schulung führt in das QMS ein und es erfolgt die Übergabe des QM-Handbuchs. Vier bis sechs Wochen später werden im zweiten Teil die Erfahrungen ausgetauscht und die Anpassung des Handbuchs an die teilnehmenden Praxen fortgesetzt. Die ersten Fortbildungen begannen im Oktober 2006 (vgl. Meiwald, 2006, S. 38 f.). Auch in den folgenden Jahren wurden regelmäßig Schulungen angeboten (vgl. Kubis, 2007, S. 47). 2008 erfolgte eine Überarbeitung des dbl-QM, sodass jetzt Arbeitsanweisungen zu den wesentlichen Prozessen, Checklisten sowie ein Fehler- und Beschwerdemanagement Bestandteile des dbl-QM sind. Neben der ausgedruckten Version erhielten alle Teilnehmer das Handbuch auf CD-ROM (vgl. Deckenbach, 2008a, S. 9; Deckenbach, 2008b, S. 42). Im November 2009 veröffentlichte der dbl einen ersten Erfahrungsbericht (vgl. Feit, 2009, S. 48).

Anders als ursprünglich angedacht, entschied sich der dbl 2010, ein dbl-QM-Praxissiegel zu entwickeln. Dieses wurde 2012 an die ersten drei Praxen verliehen (vgl. Deckenbach et al., 2012). Inzwischen ist das dbl-QM-Handbuch auf USB-Stick erhältlich und kann auch ohne Teilnahme an einer Schulung erworben werden (vgl. Deckenbach, 2013, S. 9; Messerschmidt, 2013, S. 41).

Inhalte des dbl-QMS

Auch das dbl-QMS stellt eine Anpassung der DIN EN ISO 9000-Normenreihe an ein bestimmtes Berufsfeld dar. Es werden die Kernbereiche Patientenversorgung, Praxisführung/Mitarbeiter/Organisation und kontinuierliche Verbesserung betrachtet (vgl. dbl, 2014d).

Zuerst erfolgt im Rahmen der Istanalyse die Festlegung von Leitbild und Qualitätszielen, an denen sich das weitere Vorgehen orientiert. Der Bereich der Patientenversorgung befasst sich mit Patientenorientierung, Patientensicherheit, Patientenmitwirkung ebenso wie mit der Strukturierung von Behandlungsabläufen. Alle Prozesse basieren auf der Verpflichtung, neueste wissenschaftliche Erkenntnisse in alle Entscheidungen einzubeziehen. Im Bereich der Praxisführung werden die Verantwortlichkeiten geregelt und eine klare Mitarbeiterorientierung verankert. Hier finden sich die Personalentwicklung, das gesamte Praxismanagement und die Vereinbarung von Kommunikationsprozessen. Außerdem wird auch im dbl-QM eine systematische Überprüfung der Qualitätsziele im Sinne einer kontinuierlichen Verbesserung verankert.

Das wichtigste Instrument ist auch im dbl-QM das QM-Handbuch, das in digitaler Form vorliegt und für jede Praxis individualisiert wird. Hier finden sich neben Grundsatzdokumenten wie den Dokumentationsleitlinien auch Formulare, Checklisten sowie Verfahrensanweisungen. Es werden Mitarbeiter- und Patientenbefragungen eingesetzt und ein Beschwerdemanagement eingeführt (vgl. dbl, 2014d). Die Kosten für das dbl-QMS belaufen sich auf 525 Euro (dbl-Mitglieder) bzw. 990 Euro (Nichtmitglieder) für beide Schulungsteile inklusive des QM-Handbuchs. Der Datenstick ohne Fortbildung kostet 179 Euro bzw. 298 Euro für Nichtmitglieder (vgl. dbl, 2014e).

Zertifizierung mit dem dbl Praxissiegel Logopädie

Die Zertifizierung mit dem dbl-Qualitätssiegel steht allen Praxen offen, unabhängig vom eingesetzten QMS und von der Mitgliedschaft im dbl. Voraussetzung ist, dass ein QM-Handbuch geführt wird und schriftliche Ergebnisse eines internen Audits sowie eine aktuelle Managementbewertung vorliegen. Zur Zertifizierung werden zwei Verfahren eingesetzt: ein externes Audit und eine Hospitation während einer Therapie (vgl. dbl, 2014 f.).

Die Struktur- und Prozessqualität wird im Rahmen des externen Audits überprüft, hier stehen vor allem organisatorische Prozesse im Vordergrund. Die Auditierung erfolgt grundsätzlich nach einer Checkliste der DIN EN ISO 19011, die im dbl-QM-Handbuch vorgegeben ist.

Außerdem erfolgt eine Hospitation während einer Therapie durch eine Lehrlogopädin mit anschließender Besprechung und Dokumentation. Die Hospitation stellt sicher, dass neben den organisatorischen auch die therapeutischen Prozesse betrachtet werden. Auch hier ist das Ziel, eine kontinuierliche Verbesserung in diesem Kernprozess zu erreichen. Prinzipiell kann eine Zertifizierung von jeder anerkannten Zertifizierungsgesellschaft erfolgen. Der dbl empfiehlt einen Kooperationspartner, der besondere Konditionen für dbl-Mitglieder anbietet. In der Regel wird das Zertifikat für drei Jahre vergeben, dann besteht die Möglichkeit der Rezertifikation (vgl. dbl, 2014 f.).

Die Kosten für die Zertifizierung setzen sich zusammen aus dem Betrag für das externe Audit, der sich je nach Praxisgröße auf 840–1.150 Euro beläuft, zusätzlichen Gebühren für weitere Standorte in Höhe von 270–540 Euro sowie den Hospitationskosten. Hier werden 200 Euro als Pauschale empfohlen. Außerdem berechnet der dbl eine Gebühr von 54 Euro (vgl. dbl, 2014 f.).

Insgesamt zeigt sich, dass QEP und dbl-QMS vergleichbare Grundlagen haben und mit dem Qualitätsziel-Katalog-basierten QEP-Manual bzw. dem dbl-QM-Handbuch ähnliche Instrumente einsetzen. Die Kosten für alle Unterlagen inklusive Teilnahme an einer Fortbildung sind für QEP mit max. 448,90 Euro günstiger als für das dbl-QM mit 525 Euro. Allerdings greift eine Kostenbetrachtung allein in Hinblick auf die Kosten für QM-Unterlagen, Schulung und ggf. Zertifikationsgebühren zu kurz. Es entstehen durch die Einführung eines QMS auch Kosten auf anderen Ebenen, die in einer Bewertung dem möglichen Nutzen gegenübergestellt werden müssen.

1.3 Kosten- und Nutzenparameter

Die Betrachtung von Kosten- und Nutzenparametern einer Gesundheitstechnologie kommt u. a. aus dem Bereich der Gesundheitsökonomischen Evaluation (GÖE). Eine GÖE wird prinzipiell eingesetzt, um Gesundheitstechnologien bewerten und vergleichen zu können. Dabei zählen zu Gesundheitstechnologien neben diagnostischen, therapeutischen und präventiven Verfahren auch organisatorische Ansätze wie Disease-Management-Programme oder Qualitätsmanagementsysteme.

Bei einer GÖE werden Kosten und Nutzen der Technologie in Beziehung zueinander gesetzt. Ziel einer GÖE ist es, dem Auftraggeber eine praxisnahe Entscheidungshilfe zur Beurteilung einer Technologie an die Hand zu geben. Dazu gehört auch die Möglichkeit der Nutzenabwägung vor der Implementierung eines QMS (vgl. Gabler, 2014; Greiner, 2012, S. 375; Schöffski, 2012b, S. 53).

Grundsätzlich lassen sich Kosten- und Nutzenkomponenten, die mit medizinischen Interventionen verbunden sind, in direkte und indirekte Kosten bzw. Nutzen differenzieren. Kosten und Nutzen stehen dabei in engem Zusammenhang, so können negative Kosten als Nutzen oder ein negativer Nutzen auch als Kosten bewertet werden. Eine weitere Einteilung erfolgt in tangible bzw. intangible Kosten/Nutzen (vgl. Greiner; Damm, 2012, S. 24).

Direkte Kosten werden als *„in Geldeinheiten bewerteter Ressourcenverbrauch"* (Greiner; Damm, 2012, S. 24) definiert, der direkt durch die Einführung oder den Einsatz der Gesundheitstechnologie entsteht. Darunter fallen neben Personalkosten auch Güter und weitere Dienstleistungen, die unmittelbar mit der Inanspruchnahme verbunden sind. Bei einer medizinischen Intervention wären hier neben ärztlichen Leistungen weitere Kosten für den Krankenhausaufenthalt oder Arzneimittel zu nennen (vgl. Greiner; Damm, 2012, S. 24). Eine Vermeidung von Ressourcenverzehr wird als direkter Nutzen bezeichnet, z. B. wenn durch eine Technologie Einsparungen von Behandlungskosten erreicht werden. Als besonders relevante Kosten benennt Greiner im Gesundheitsbereich die Personalkosten (vgl. Greiner, 2012, S. 387).

Indirekte Kosten und Nutzen sind externe negative und positive Effekte der Gesundheitstechnologie. Hier wird bei der Bewertung vor allem der volkswirtschaftliche Produktionsverlust betrachtet, der durch krankheitsbedingte Abwesenheit vom Arbeitsplatz, vorzeitigen Tod oder Invalidität entstehen kann (vgl. Greiner; Damm, 2012, S. 24, 32 f.). Eine weitere Differenzierung der Kosten- und Nutzenparameter kann bezüglich ihrer Tangibilität erfolgen. Dabei sind tangible Effekte i. d. R. problemlos monetär erfassbar, während intangible Effekte nicht oder nur eingeschränkt monetär gemessen oder berechnet werden können. Zu den intangiblen Nutzen bzw. Kosten zählen z. B. die Steigerung der Lebensqualität, aber auch Schmerzen, Verlust an Sozialprestige oder psychische Belastungen. Als Synonym findet sich der Begriff der psycho-sozialen Kosten. Diese Parameter sollten auch in die Bewertung einer Gesundheitstechnologie mit einbezogen werden. Im Gesundheitsbereich ist davon auszugehen, dass nur begrenzte Ressourcen sowohl im Sinne von Arbeitszeit als auch von finanziellen Mitteln für die Behandlung eingesetzt werden können. Daher ist eine hohe Nutzenbewertung im intangiblen Bereich sowohl für die Patienten als auch für die Behandler relevant, vor allem wenn ihnen hohe Kosten gegenüberstehen (vgl. Greiner, Damm, 2012, S. 25; Greiner, 2012, S. 390). In Tab. 1.4 findet sich die prinzipielle Klassifikation von Kosten- und Nutzenparametern, auf die sich diese Arbeit bezieht.

Tab. 1.4: Klassifikation von Kosten und Nutzen (vgl. Greiner, Damm, 2012, S. 25; Schöffski, 2012a)

Nutzen des QMS		
	direkte Kosten	**indirekte Kosten**
tangibel	monetär messbare Kosten/Nutzen	monetär messbare positive und negative Auswirkungen
intangibel	nicht monetär bewertbare Kosten/Nutzen	nicht monetär bewertbare positive und negative Auswirkungen

Bei der Beurteilung einer Gesundheitstechnologie kommt der Auswahl der Kosten- und Nutzenparameter eine große Bedeutung zu. Eine Fokussierung auf die jeweils relevanten Parameter erscheint sinnvoll, sodass die Berücksichtigung der Perspektive eine wichtige Rolle spielt.

1.3.1 Auswahl der Perspektive

Die Wahl der Perspektive bestimmt, welche Kosten- und Nutzenparameter erhoben werden (vgl. Greiner; Damm, 2012, S. 27).

Aus Sicht eines Patienten wird sich der Nutzen einer medizinischen Intervention z. B. in der Reduktion von Schmerzen oder gewonnener Lebensqualität ausdrücken, dagegen werden Leistungserbringer ebenso an den wirtschaftlichen Konsequenzen für den eigenen Gesundheitsbetrieb interessiert sein. Aus der Perspektive der Leistungsträger werden zusätzliche Parameter bewertet, die Auswirkungen auf die Finanzlage haben, z. B. die Zahlung von Krankengeld.

Weitere mögliche Sichtweisen ergeben sich für Rehabilitationseinrichtungen, Angehörigenverbände oder Selbsthilfeeinrichtungen. Die umfassendste Perspektive legt die Parameter aus Sicht der Gesellschaft fest. Hier werden auch Produktivitätsverluste, Kosten und Nutzen für Angehörige, Auswirkungen auf öffentliche Institutionen sowie die Umwelt und Ähnliches berücksichtigt. Im Rahmen der Festlegung von internationalen Leitlinien wird die Forderung erhoben, grundsätzlich eine gesellschaftliche Perspektive einzunehmen (Schulenburg et al., 2007, S. 285 f.).

1.3.2 Vorgehen bei der Erfassung von Kosten- und Nutzeneffekten

Die Ermittlung der Kosten- und Nutzeneffekte erfolgt in drei Schritten (vgl. Abb. 1.8). Zuerst werden die relevanten Komponenten identifiziert, die durch die Wahl der Perspektive bestimmt werden. Dabei ist immer zu bedenken, welcher Zeithorizont für die Untersuchung angemessen ist, um ggf. auch wichtige Folgekosten mit einzubeziehen. Gerade der Einsatz von neuen Technologien kann zunächst kostenintensiv sein, um dann langfristig jedoch zu Einsparungen zu führen (vgl. Greiner; Damm, 2012, S. 27).

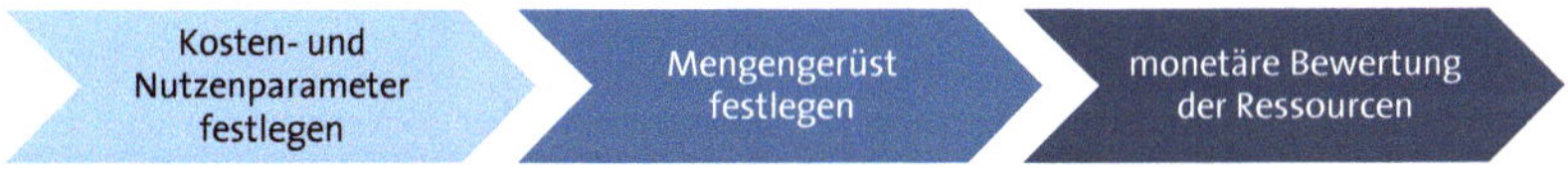

Abb. 1.8: Prozess der Ermittlung von Kosten- und Nutzenparametern

Im Rahmen dieser Arbeit wird die Perspektive der logopädischen Leistungserbringer eingenommen. Damit stehen als wichtige Fragen die Rentabilität bzw. Kosten und Nutzen der eigenen Praxis im Vordergrund. Betrachtet werden die relevanten Parameter, die aus der Forschungsfrage abzuleiten sind (vgl. Greiner; Damm, 2012, S. 26 f.). Im zweiten Schritt wird der Ressourcenverzehr gemessen. Dazu muss ein Mengengerüst erstellt werden, um den Mitteleinsatz quantifizieren zu können.

Eine monetäre Bewertung der eingesetzten Ressourceneinheiten mithilfe eines Preisgerüsts wird im dritten Schritt vorgenommen. Hier können entweder Gebührenordnungen, Standardkostenlisten oder Ähnliches eingesetzt werden oder eine eigenständige Kalkulation z. B. von Stückkosten erfolgen (vgl. Greiner; Damm, 2012, S. 27 f.). Wenn keine Marktpreise ermittelbar sind, dann kann ggf. auch eine rein beschreibende Bewertung vorgenommen werden (vgl. Greiner, 2012, S. 390).

Im Gesundheitsbereich werden zur Erfassung von Kosteneffekten u. a. Opportunitätskosten bzw. Alternativkosten herangezogen. Dabei wird von einer prinzipiellen Knappheit der Ressourcen ausgegangen. Die Entscheidung für eine Leistung bedeutet, dass andere Einsatzmöglichkeiten unterbleiben müssen. Somit kann der Verzicht auf den Nutzen der alternativen Leistung als Kosten der erbrachten Leistung bezeichnet werden (vgl. Greiner; Schöffski, 2012, S. 160). Im Folgenden werden die Vergütungsverträge der Logopäden mit den Ersatzkassen als Gebührenrahmen zugrunde gelegt, um die Opportunitätskosten zu berechnen.

Nutzeneffekte sind monetäre und nicht monetäre Einsparungen, die durch den Einsatz der Gesundheitstechnologie entstehen. Dabei unterscheiden sich die Erfassungsmethoden nicht grundsätzlich von der Ermittlung der direkten und indirekten Kosten. Indirekter Nutzen kann z. B. in gewonnenen symptomfreien Tagen, Arbeitstagen oder gewonnenen Lebensjahren beschrieben werden. Allerdings sind diese Outcome-Maße nur schwer objektivierbar (vgl. Greiner; Damm, 2012, S. 37). In Kapitel 2 werden die grundsätzlichen Überlegungen bezüglich von Kosten- und Nutzenparametern auf die Einführung eines QMS in einer logopädischen Praxis übertragen.

1.3.3 Kostenparameter bei der Einführung eines QMS

Bei der Einführung des dbl-QMS entstehen aus der Perspektive des Praxisinhabers direkte und indirekte Kosten. **Direkte tangible Kosten** neben den Ausgaben für die QM-Schulung und das dbl-QM-Handbuch weitere Aufwendungen, z. B. Anschaffung von IT oder Verbrauchsmaterial wie Checklisten und zusätzliches Dokumentationsmaterial. Diese Kosten sind direkt in Euro bezifferbar. Weitere direkte tangible Kosten werden durch den Zertifizierungsprozess ausgelöst, hier fallen Gebühren für das externe Audit und die Hospitation durch eine Lehrlogopädin an. **Direkte intangible Kosten** vor allem im Bereich der Arbeitszeit. Während der Einführung werden dabei vermutlich deutlich höhere Stundenkontingente für das QM eingesetzt als später im laufenden Betrieb. Gemessen werden diese Kosten in Stunden pro Woche. Im Sinne von Opportunitätskosten könnte die Bewertung analog zur Abrechnungsposition 33103 der vdek in Höhe von 34,61 Euro für 45 Minuten erfolgen. Hierbei scheint eine Differenzierung von Praxisinhaber- und Mitarbeiterarbeitszeit nicht notwendig, da für beide Opportunitätskosten in gleicher Höhe anfallen. **Indirekte tangible Kosten** entstehen im Zusammenhang mit der QM-Schulung, es können Fahrt-, Übernachtungs- und Verpflegungskosten anfallen. Weitere indirekte Kosten können z. B. entstehen, wenn im Rahmen der Umsetzung des QMS Informations- oder Werbematerial erstellt wird. Im Bereich der **indirekten intangiblen Kosten** finden sich ggf. durch veränderte Prozesse Mehraufwände, z. B. bei der Einarbeitung von neuen Mitarbeitern, der Entwicklung von Patientenbefragungen oder dem Aufbau von Netzwerken als Folge der veränderten Qualitätsstrategie. Bewertet werden könnten diese Kosten im Prinzip wieder als Opportunitätskosten. Tab. 1.5 gibt eine Übersicht über die drei Schritte bei der Einführung eines QMS in einer logopädischen Praxis: Auswahl der Kosten/Nutzenparameter, Festlegung des Mengengerüsts und Bewertung der Ressourcen.

Tab. 1.5: Kosten- und Nutzenparameter bei einer QMS-Einführung

	direkte Kosten/Nutzen des QMS	Messgröße	Bewertung
tangibel	Anschaffung dbl-QMS Material (IT, Verbrauchsmaterial) Zertifizierungsgebühren	Preis dbl-QMS Preis EDV, Material Gebühren	Stückkosten
intangibel	Arbeitszeit Inhaber Arbeitszeit Mitarbeiter effizientere Prozesse	Stunden pro Woche Dauer Prozesse	Pos. 33103 vdek Kennzahlen
	indirekte Kosten/Nutzen des QMS	**Messgröße**	**Bewertung**
tangibel	Reisekosten Werbematerial	Preis Fahrkarte; Preis Hotel, Verpflegung Preis Druck Flyer	Stückkosten (ggf. Kilometer-pauschale)
intangibel	Fehlerreduktion Aufwand Einarbeitung erhöhte Zuweisungen	Fehleranzahl Stunden pro Woche Anzahl VO pro Arzt	Kennzahlen Pos. 33103 vdek
intangibel	Zufriedenheit Patienten Zufriedenheit Mitarbeiter Zufriedenheit Inhaber Reputation	Befragungen	Index Beschreibung

1.3.4 Nutzenparameter bei der Einführung eines QMS

Aus der Perspektive des Praxisinhabers ergeben sich direkte und indirekte Nutzenparameter. Durch die Definition von Nutzen als negative Kosten können die Nutzenbewertungen analog zu den Kosten erfolgen. Die Erfassung von direkten Einsparungen durch das QMS ist vermutlich schwieriger als die Aufstellung der entstehenden Kosten. **Direkter tangibler Nutzen** könnte ein effizienter Umgang mit dem Verbrauchsmaterial im laufenden Betrieb sein, sodass die Sachkosten sinken. **Direkter intangibler Nutzen** ergibt sich, wenn durch das QMS Prozesse effektiver und effizienter gestaltet werden. In der Folge reduzieren sich die Arbeitszeiten, sodass in der frei werdenden Zeit zusätzliche Therapien geleistet werden könnten, welche analog zu den Kosten ebenfalls als Opportunitätskosten mit Pos. 33103 bewertet werden. Als Outcome wäre somit eine Verbesserung der Wirtschaftlichkeit der Praxis zu erwarten. Schwierig zu erheben ist der **indirekte tangible und intangible Nutzen**, obwohl er gleichzeitig vermutlich den wichtigsten Motivator für die Einführung eines QMS darstellt. Hierunter fallen die Steigerung der Patienten- und

Mitarbeiterorientierung sowie deren Zufriedenheit. Diese können durch regelmäßige Befragungen erhoben werden und dann z. B. als Index oder Kennzahl ausgedrückt werden. Weitere Nutzenerwartungen sind die Erhöhung der eigenen Arbeitszufriedenheit durch transparentere Strukturen und Prozesse sowie eine leichtere Steuerung der Praxis aufgrund des QMS. Indirekter intangibler Nutzen entsteht auch, wenn Mitarbeiter eine höhere Identifikation mit dem Betrieb entwickeln und mehr Verantwortung und Eigeninitiative übernehmen. Die Verbesserung des Bekanntheitsgrades und der Reputation der Praxis zählen ebenfalls zu dem indirekten intangiblen Nutzen. Als Folge könnte es zu vermehrten Zuweisungen kommen, die z. B. über die Anzahl der Verordnungen pro Arzt pro Monat messbar wären. Als langfristigen Nutzen des QMS erwartet ein Praxisinhaber die Sicherung seiner Existenz.

1.4 Fragestellung und Hypothesen

Das dbl-QMS stellt ein System dar, das speziell für logopädische Praxen konzipiert wurde. Außerdem wird seit zehn Jahren durch regelmäßige Veröffentlichungen in der Verbandszeitschrift und bei Vorstellungen auf Tagungen auf den Nutzen von QM hingewiesen. Dabei wird die Erwartung geweckt, dass das QMS dazu beitragen könnte, die Arbeitsabläufe in der eigenen Praxis effizient zu gestalten und die Wirtschaftlichkeit zu steigern. Seit 2006 haben nach Angaben des Verbands 220 dbl-Mitglieder die QM-Fortbildung besucht, ohne dass bisher untersucht wurde, wie sie die Einführung des QMS und die Auswirkungen auf den Praxisablauf beurteilen.[4] Daher soll im Rahmen dieser Arbeit eine erste Evaluation erfolgen. Besonders im Fokus stehen die Kosten- und Nutzenparameter.
Die zentrale Fragestellung lautet:

> **Wie beurteilen Praxisinhaber die Kosten und den Nutzen der Einführung des dbl-Qualitätsmanagementsystems in ihrer logopädischen Praxis?**

Aus der Forschungsfrage werden folgende fünf Hypothesen (jeweils mit der Gegenhypothese H0) abgeleitet:

[4] Gespräch vom 02.12.2013 mit Frank Messerschmidt, Referat des Deutscher Bundesverband für Logopädie, Projektmanagement/Verbandsorganisation/Qualitätsmanagement.

1. Für die Praxisinhaber überwiegt der Nutzen des dbl-QMS gegenüber den Kosten.

   (H0: Die Praxisinhaber beurteilen die Kosten für die Einführung des dbl-QMS als zu hoch für den tatsächlichen Nutzen.)
2. Durch die Einführung des dbl-QMS werden Arbeitsabläufe effizienter gestaltet.

   (H0: Die Einführung des dbl-QMS hat keinen Einfluss auf die Arbeitsabläufe in einer logopädischen Praxis.)
3. Die Umsetzung des dbl-QMS führt zu mehr Mitarbeiterorientierung.

   (H0: Die Umsetzung des dbl-QMS führt nicht zu mehr Mitarbeiterorientierung.)
4. Die Umsetzung des dbl-QMS führt zu mehr Patientenorientierung.

   (H0: Die Umsetzung des dbl-QMS führt nicht zu mehr Patientenorientierung.)
5. Die Einführung des dbl-QMS verbessert die Wirtschaftlichkeit einer logopädischen Praxis.

   (H0: Die Einführung des dbl-QMS führt nicht zu einer Verbesserung der Wirtschaftlichkeit einer logopädischen Praxis.)

Im nächsten Kapitel werden das methodische Vorgehen und die Entwicklung des Erhebungsinstruments erläutert.

2 Methodik: Onlinebefragung der Teilnehmer der dbl-QMS-Schulung

Um die Fragestellung beantworten zu können, soll eine Befragung der Logopäden stattfinden, die an den dbl-Schulungen teilgenommen haben. Es gibt bisher kein spezifisches Untersuchungsinstrument, sodass eine Recherche nach ähnlichen Erhebungen durchgeführt wurde, um die eigene Entwicklung daran orientieren und ggf. auf bereits veröffentlichte Ergebnisse zurückgreifen zu können. Bei der Entwicklung eines Fragebogens werden i. d. R. vier Phasen durchlaufen (vgl. Bortz; Döring, 2006, S. 253 ff.):

- Konzeptphase
- Entwicklungsphase
- Phase der Bestimmung psychometrischer Gütekriterien
- Anwendungsphase

In der Konzeptphase werden die Dimensionen und Aspekte des Fragebogens ebenso wie der Geltungsbereich und der Zweck betrachtet.

2.1 Konzept und Geltungsbereich des Fragebogens

Der Fragebogen soll die in den vorangegangenen Kapiteln ausgeführten Aspekte von Kosten- und Nutzenparametern bei der Einführung und Nutzung des dbl-QMS in einer logopädischen Praxis untersuchen. Daher beschränkt sich der Geltungsbereich des Fragebogens auf Logopäden, die die QM-Schulungen des dbl besucht haben.

Nach der Konzeptphase folgt die Entwurfsphase, in der die Items formuliert und im Rahmen einer qualitativen Vorstudie (Pretest) untersucht werden. Diese Entwicklungsphase wird im Folgenden dargestellt.

2.1.1 Fragebogenentwicklung

Sinnvoll ist es, bereits vorliegende Items aus anderen Fragebögen zu verwenden, die auf entsprechenden Konzepten basieren. Ein passendes Untersuchungsdesign fand sich in den Studien der Gesellschaft für Gesundheitsmarktanalyse, die zwischen 2007 und 2012 im Auftrag der Stiftung Gesundheit bundesweite Befragungen zum Thema Qualitätsmanagement in der ärztlichen Praxis durchführte. Jedes Jahr wurden mithilfe eines Onlinetools niedergelassene Ärzte u. a. zum Thema Kosten und Nutzen von Qualitätsmanagementsystemen befragt (vgl. Stiftung Gesundheit, 2007, 2008, 2009, 2010, 2011, 2012).

Inhaltlich passend erschienen die Studien von 2007 und 2008, da sich zu diesem Zeitpunkt die Rahmenbedingungen der Vertragsärzte ähnlich darstellten wie die aktuelle Situation der Logopäden. Es bestand bis dahin die prinzipielle Verpflichtung zum Qualitätsmanagement für alle Leistungserbringer im Gesundheitswesen. Im Jahr 2006 trat die QM-RL für den vertragsärztlichen Bereich in Kraft, sodass innerhalb von vier Jahren ein QMS eingeführt werden musste. Das Ziel der Studien der Gesellschaft für Gesundheitsmarktanalyse war es, eine Bestandsaufnahme bezüglich QM in bundesdeutschen Arztpraxen durchzuführen. Dabei wurde in den ersten beiden Jahren das prinzipielle Wissen über QM und der Stand der Einführung eines QMS in der Praxis ebenso erhoben wie die Einstellung zum QM sowie Kosten- und Nutzenparameter (vgl. Stiftung Gesundheit, 2007, S. 5; Stiftung Gesundheit, 2008, S. 4). Diese Studien scheinen daher geeignet, um ein eigenes Instrument an ihnen zu orientieren.

2.1.2 Erhebungsinstrument der Stiftung Gesundheit

Die Fragebögen der Studien von 2007 und 2008 enthielten 22 Fragen aus fünf Bereichen (vgl. Stiftung Gesundheit, 2007, S. 7; Stiftung Gesundheit, 2008, S. 5):

- über die Praxis und den Inhaber
- Wissen über QM in der Praxis
- Einführung von QM in der eigenen Praxis
- Ergebnisse der Einführung
- Funktionen von QM

Tab. 2.1 stellt die Bereiche und die Fragen dar, die in den Studien verwandt wurden. Allerdings sind die Fragebögen zwar beschrieben, aber nicht komplett veröffentlicht. Auf Anfrage teilte die Gesellschaft für Gesundheitsmarktanalyse mbH (GGMA) mit, dass es aufgrund von bestehenden Rechten nicht möglich sei, die Instrumente weiterzugeben.[5] Alle

[5] E-Mail-Anfrage (Stand: 15.12.2013)

Ausführungen beruhen daher auf den zugänglichen Veröffentlichungen. Anders als in der vorliegenden Arbeit war vorab nicht bekannt, ob und welches QMS die Vertragsärzte nutzten. Somit richtete sich der fünfte Bereich gezielt an Ärzte, die noch kein QMS eingeführt hatten (vgl. Stiftung Gesundheit, 2007, S. 7).

Tab. 2.1: Kategorien und Fragen der Stiftung Gesundheit (vgl. Stiftung Gesundheit, 2007 und 2008)

	Bereich	Inhalt/Frageformulierung
1	über die Praxis und den Inhaber	persönliche Angaben: Geburtsjahr, Geschlecht, Jahr der Niederlassung, Postleitzahl, Facharzt-Zugehörigkeit, Fachgruppen-Zugehörigkeit
2	Wissen über QM in der Praxis	„Wann haben Sie angefangen, sich über QM-Systeme zu informieren?“ „Welches waren Ihre wichtigsten (d. h. vertrauenswürdigsten und hilfreichsten) Informationsquellen zum Thema QM-Implementierung in der Praxis?“ „Welche QM-Systeme sind Ihnen vertraut?“
3	Einführung von QM in der eigenen Praxis	„In welcher Phase des Zertifizierungsprozesses befinden Sie sich?“ „Für welches System haben/werden Sie sich entschieden/entscheiden?“ „Warum haben Sie sich für dieses QM-System entschieden?“ „Warum haben Sie sich für diesen Dienstleister entschieden?“ „Wie zufrieden sind Sie mit diesem Dienstleister?“
4	Ergebnisse der Einführung	„Welche Kosten hat der QM-Prozess in der Einführungsphase ausgelöst?“ (Arbeitsaufwand Praxisinhaber/Mitarbeiter und QMS) „Welche Kosten hat der QM-Prozess nach der Einführungsphase ausgelöst?“ (Arbeitsaufwand Praxisinhaber/Mitarbeiter und weitere Kosten) „Wie stufen Sie die folgenden Aussagen in Bezug auf den Nutzen des QM für Ihre Praxis ein?“
5	Funktionen von QM	„Warum haben Sie sich bislang noch nicht mit QM für Ihre Praxis beschäftigt?“ „Was sollten für Sie die Hauptfunktionen von QM in der ärztlichen Praxis sein?“ „Welchen praktischen Nutzen hat(te) der QM-Prozess ganz konkret für Ihre Praxis?“ „Was wollen Sie mit QM bewirken?“ „Wie würden Sie Ihre Haltung zu einem möglichen Dienstleister für das QM einschätzen?“ „Was raten Sie Kolleginnen und Kollegen zum Thema QM?“

Für die Befragung der Logopäden wird versucht, so viele Fragen mit den entsprechenden Antwortkategorien wie möglich zu übernehmen, um eine möglichst hohe Vergleichbarkeit der Daten zu erreichen. Bei vielen Fragen ist allerdings eine Anpassung oder Umformulierung auf die Situation der Logopäden notwendig. Daher werden im folgenden Kapitel alle Fragen und Antwortmöglichkeiten im Vergleich zu den oben genannten Fragen vorgestellt.

2.2 Erste Version des Fragebogens

Der angepasste Fragebogen besteht aus 25 Fragen zu den fünf Bereichen:

- soziodemografische Merkmale
- Wissen über QM
- Einführung des QMS in der eigenen Praxis
- Ergebnisse der Einführung (Kostenseite)
- Ergebnisse der Einführung (Nutzenseite)

Außerdem besteht am Ende die Möglichkeit, einen freien Kommentar abzugeben. Für jede Frage wurden außerdem Instruktionen formuliert, die z. B. die Anzahl der Antwortmöglichkeiten angeben oder weitere Erläuterungen enthalten. Die gesamte Befragung beginnt mit einer kurzen Einführung, die in Abb. 2.1 zu sehen ist.

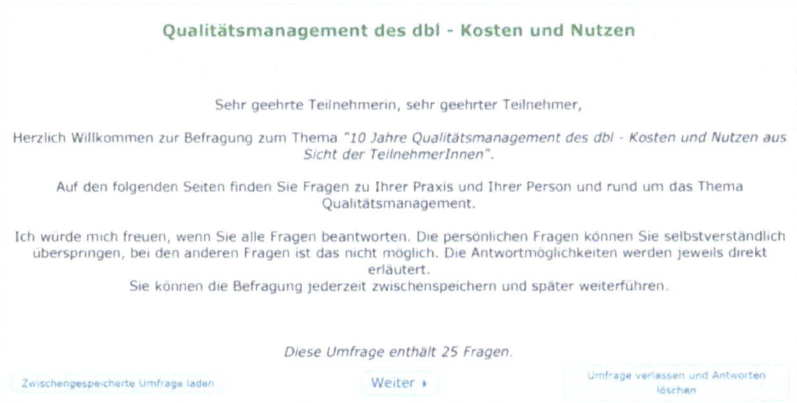
Qualitätsmanagement des dbl - Kosten und Nutzen

Sehr geehrte Teilnehmerin, sehr geehrter Teilnehmer,

Herzlich Willkommen zur Befragung zum Thema *"10 Jahre Qualitätsmanagement des dbl - Kosten und Nutzen aus Sicht der TeilnehmerInnen"*.

Auf den folgenden Seiten finden Sie Fragen zu Ihrer Praxis und Ihrer Person und rund um das Thema Qualitätsmanagement.

Ich würde mich freuen, wenn Sie alle Fragen beantworten. Die persönlichen Fragen können Sie selbstverständlich überspringen, bei den anderen Fragen ist das nicht möglich. Die Antwortmöglichkeiten werden jeweils direkt erläutert.
Sie können die Befragung jederzeit zwischenspeichern und später weiterführen.

Diese Umfrage enthält 25 Fragen.

Zwischengespeicherte Umfrage laden | Weiter » | Umfrage verlassen und Antworten löschen

Abb. 2.1: Einleitungsinstruktionen des Fragebogens

Da die Befragung online durchgeführt wird, gibt es eine Einladungs-E-Mail, die dann um den Link zur Befragungsplattform ergänzt wird. Eine gesonderte Einverständniserklärung ist nicht notwendig, da die Probanden durch den Klick auf den Link aktiv an der Befragung teilnehmen und alle weiteren Informationen im Verlauf der Befragung erhalten. Es wird ausdrücklich auf die Möglichkeit hingewiesen, anonym an der Umfrage teilzunehmen. Außerdem kann die Befragung jederzeit ohne Speicherung abgebrochen werden.

2.2.1 Soziodemografische Merkmale

In dieser ersten Kategorie werden mit sechs Fragen der Standort der Praxis, das Jahr der Niederlassung, die Art der Niederlassung, die Anzahl der Mitarbeiter, das Geschlecht des Praxisinhabers und sein Geburtsjahr erhoben. Dabei sind die Antwortkategorien für den Standort (alle Bundesländer) und die Niederlassungsart (Einzelpraxis, Gemeinschaftspraxis, Praxengemeinschaft, Sonstiges) vorgegeben. Es handelt sich jeweils um verschiedene Merkmalsausprägungen einer Nominalskala bzw. bei der Geschlechtszuordnung um eine dichotome Variable. Damit ist die zulässige Aussage nur die Unterscheidung. Die Jahresangaben werden als Zahlen erhoben und befinden sich auf Intervallskalenniveau, während die Variable „Anzahl der Mitarbeiter" Verhältnisskalenniveau hat.

2.2.2 Wissen über Qualitätsmanagement

Zu diesem Bereich zählen die folgenden Fragen 7–11, die sich an der Vorlage orientieren, aber bezüglich der Antwortmöglichkeiten an den Bereich Logopädie angepasst wurden:

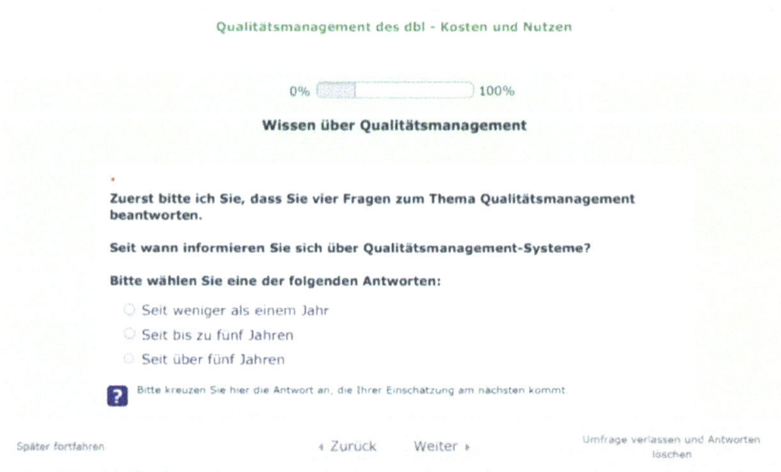

Abb. 2.2: Wissen über Qualitätsmanagement (Frage 7)

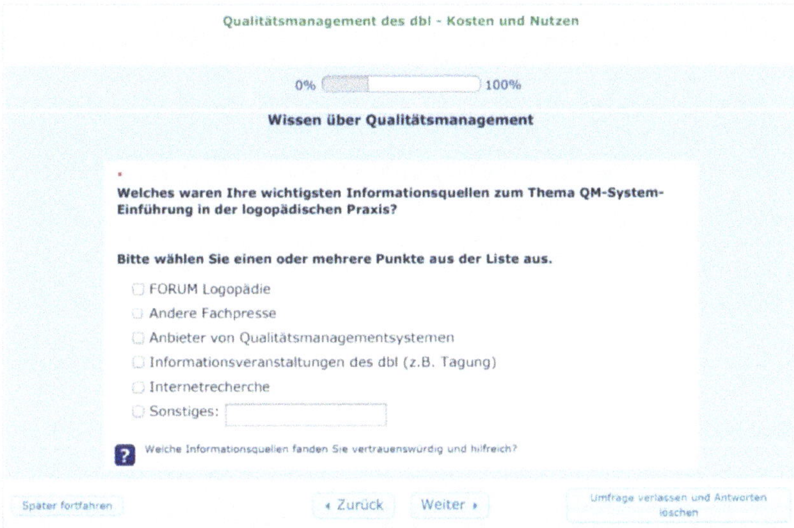

Abb. 2.3: Informationsquellen über QM (Frage 8)

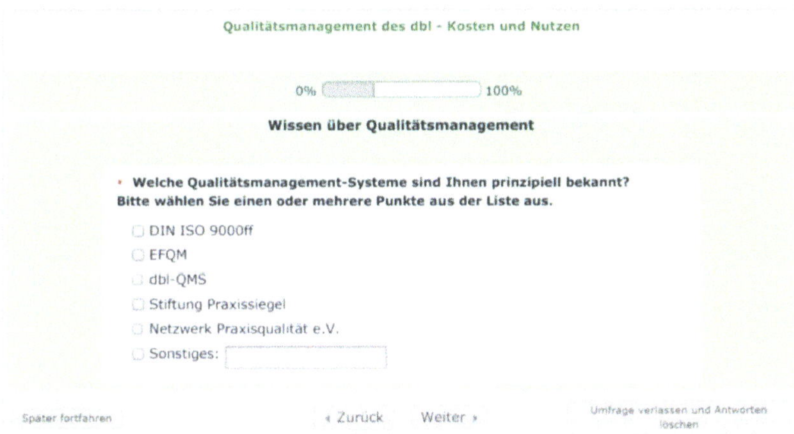

Abb. 2.4: Kenntnis von QM-Managementsystemen (Frage 9)

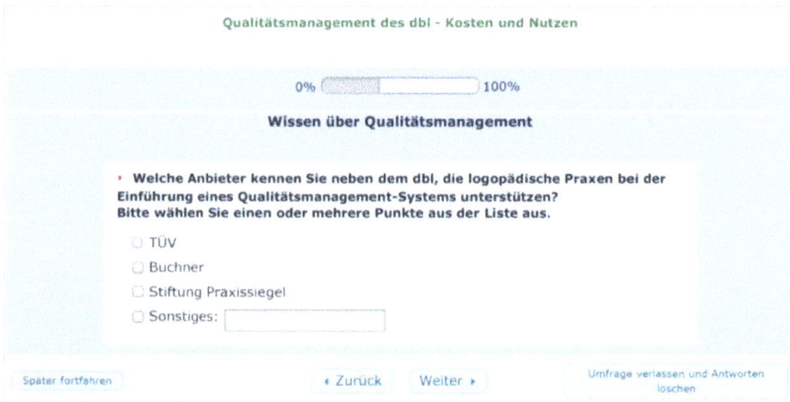

Abb. 2.5: Anbieter von QM-Systemen (Frage 10)

2.2.3 Einführung des dbl-QMS in der eigenen Praxis

Nun folgen sechs Fragen (11–16) zur Einführung des dbl-QMS in der eigenen Praxis. Anders als bei der Studie der Stiftung Gesundheit wird dieser Bogen nur an Logopäden ausgegeben, die an der Schulung des dbl teilgenommen haben. Daher beziehen sich alle Fragen auf das dbl-QMS und die Antwortkategorien wurden angepasst. Die Struktur der Fragen wurde nicht verändert.

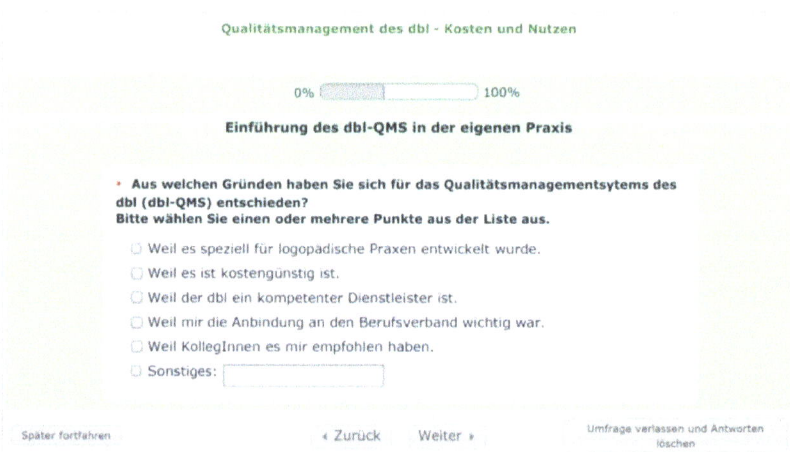

Abb. 2.6: Gründe für das QM des dbl (Frage 11)

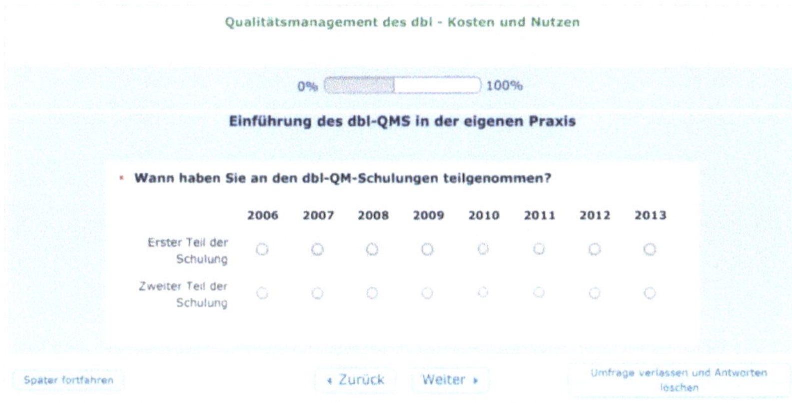

Abb. 2.7: Zeitpunkt Teilnahme an QM-Schulung (Frage 12)

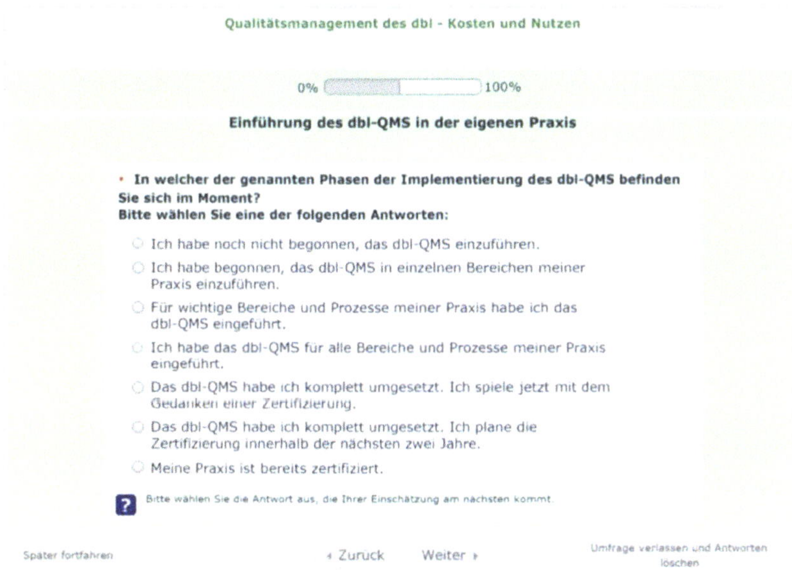

Abb. 2.8: Phasen der Implementierung (Frage 13)

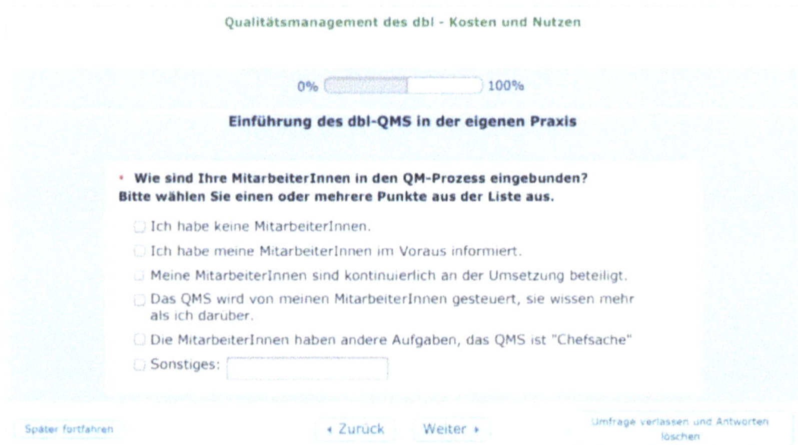

Abb. 2.9: Einbindung der Mitarbeiter (Frage 14)

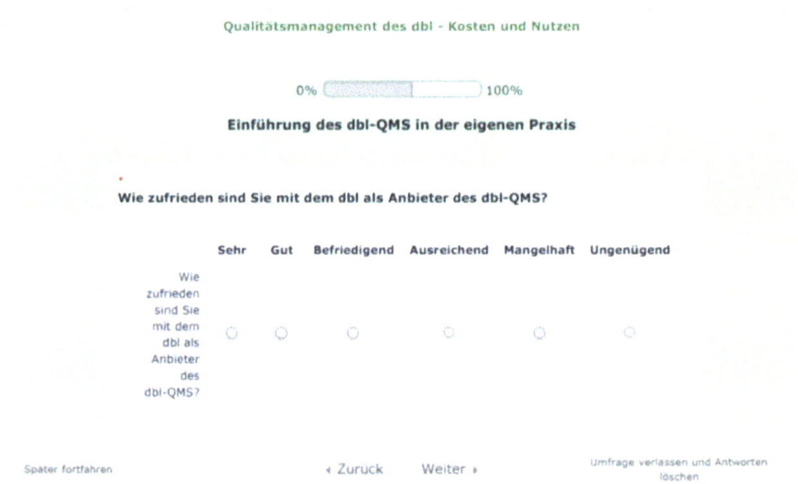

Abb. 2.10: Zufriedenheit mit dem QMS des dbl (Frage 15)

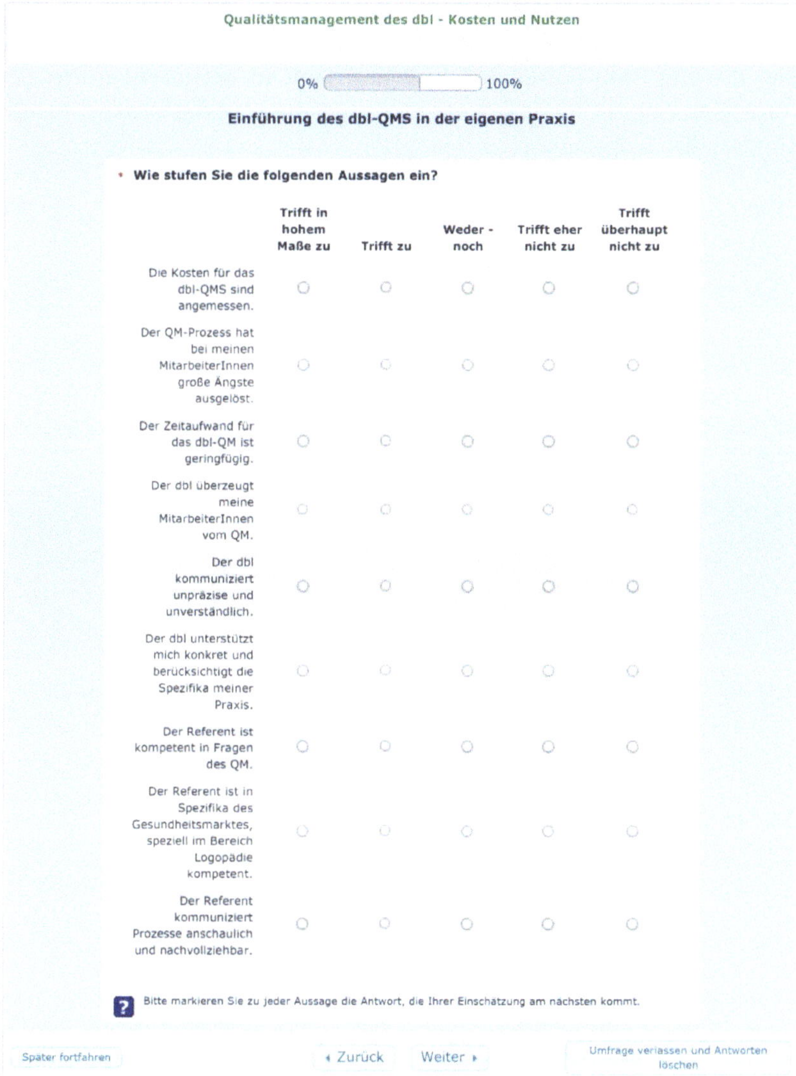

Qualitätsmanagement des dbl - Kosten und Nutzen

0% 100%

Einführung des dbl-QMS in der eigenen Praxis

* Wie stufen Sie die folgenden Aussagen ein?

	Trifft in hohem Maße zu	Trifft zu	Weder - noch	Trifft eher nicht zu	Trifft überhaupt nicht zu
Die Kosten für das dbl-QMS sind angemessen.	○	○	○	○	○
Der QM-Prozess hat bei meinen MitarbeiterInnen große Ängste ausgelöst.	○	○	○	○	○
Der Zeitaufwand für das dbl-QM ist geringfügig.	○	○	○	○	○
Der dbl überzeugt meine MitarbeiterInnen vom QM.	○	○	○	○	○
Der dbl kommuniziert unpräzise und unverständlich.	○	○	○	○	○
Der dbl unterstützt mich konkret und berücksichtigt die Spezifika meiner Praxis.	○	○	○	○	○
Der Referent ist kompetent in Fragen des QM.	○	○	○	○	○
Der Referent ist in Spezifika des Gesundheitsmarktes, speziell im Bereich Logopädie kompetent.	○	○	○	○	○
Der Referent kommuniziert Prozesse anschaulich und nachvollziehbar.	○	○	○	○	○

? Bitte markieren Sie zu jeder Aussage die Antwort, die Ihrer Einschätzung am nächsten kommt.

Später fortfahren | ◂ Zurück | Weiter ▸ | Umfrage verlassen und Antworten löschen

Abb. 2.11: Befragung zum dbl-QMS (Frage 16)

2.2.4 Ergebnisse der Einführung Kostenseite

Anders als bei der Stiftung Gesundheit, werden in der vorliegenden Erhebung die Fragen in zwei Bereiche geteilt, da der Fokus der Arbeit auf der Beurteilung der Kosten- und Nutzenparameter liegt. Die ersten fünf Fragen (17–21) zielen auf die direkten Kosten ab, die durch die Einführung des dbl-QMS entstanden sind und laufend entstehen. Auch hier wurde eine Anpassung des Wortlauts vorgenommen, die Struktur wurde grundsätzlich beibehalten.

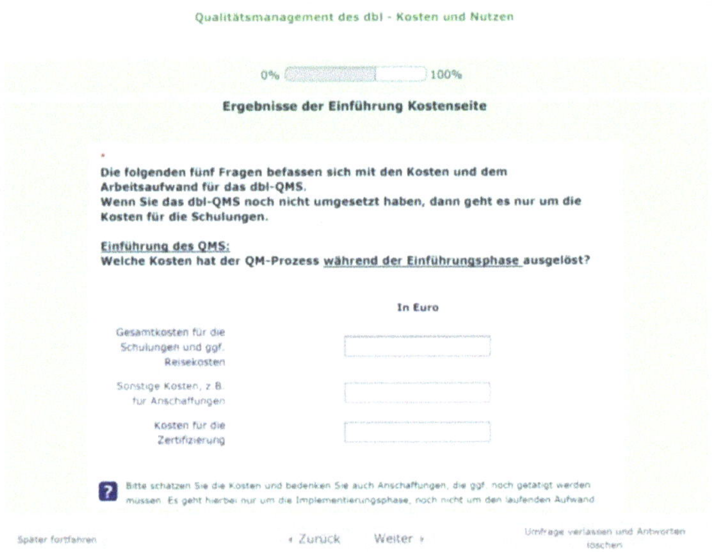
Qualitätsmanagement des dbl - Kosten und Nutzen
0%
100%
Ergebnisse der Einführung Kostenseite
Die folgenden fünf Fragen befassen sich mit den Kosten und dem Arbeitsaufwand für das dbl-QMS.
Wenn Sie das dbl-QMS noch nicht umgesetzt haben, dann geht es nur um die Kosten für die Schulungen.
Einführung des QMS:
Welche Kosten hat der QM-Prozess während der Einführungsphase ausgelöst?
In Euro
Gesamtkosten für die Schulungen und ggf. Reisekosten
Sonstige Kosten, z.B. für Anschaffungen
Kosten für die Zertifizierung
Bitte schätzen Sie die Kosten und bedenken Sie auch Anschaffungen, die ggf. noch getätigt werden müssen. Es geht hierbei nur um die Implementierungsphase, noch nicht um den laufenden Aufwand
Später fortfahren
« Zurück
Weiter »
Umfrage verlassen und Antworten löschen

Abb. 2.12: Kosten in der Einführungsphase (Frage 17)

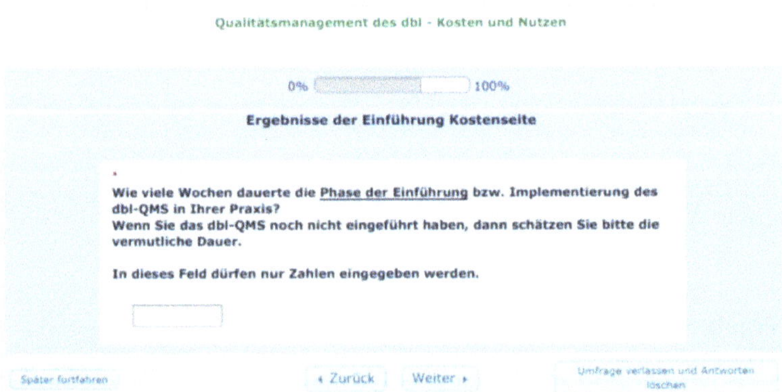

Abb. 2.13: Dauer Einführung (Frage 18)

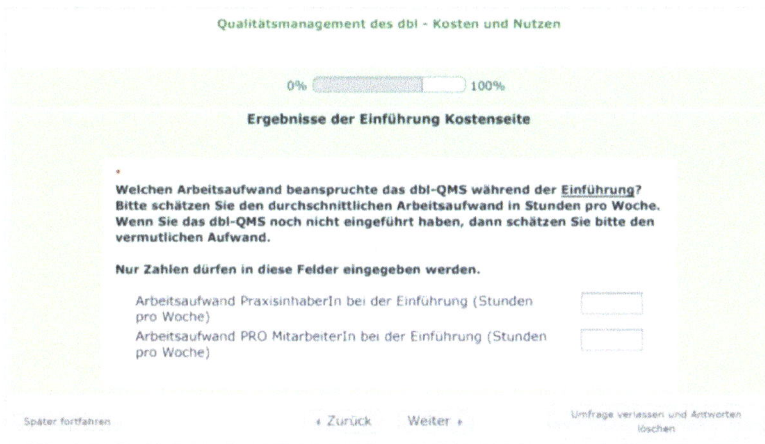

Abb. 2.14: Arbeitsaufwand Einführungsphase (Frage 19)

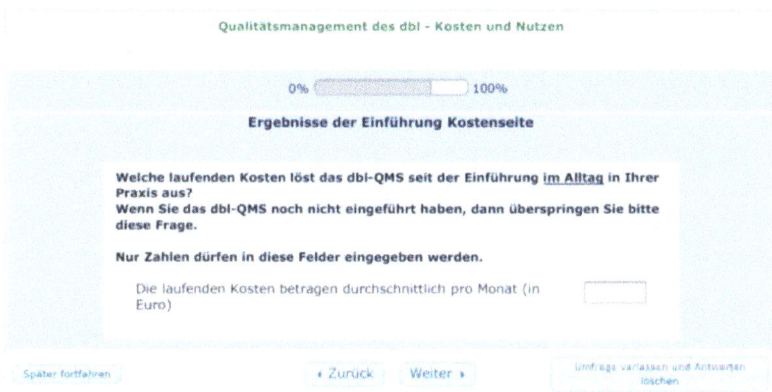

Abb. 2.15: Laufende Kosten (Frage 20)

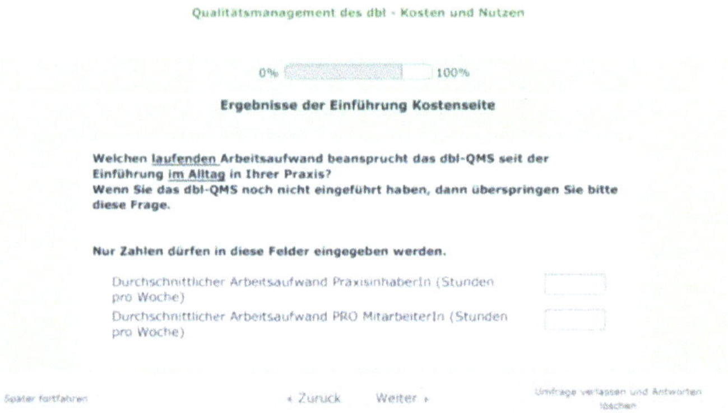

Abb. 2.16: Laufender Arbeitsaufwand (Frage 21)

2.2.5 Ergebnisse der Einführung Nutzenseite

Im letzten Bereich folgen drei Fragen (22–24) zum prinzipiellen Nutzen von QMS und dem speziellen Nutzen des dbl-QMS. Dann schließt die Befragung mit der Möglichkeit (Frage 25), einen freien Kommentar abzugeben.

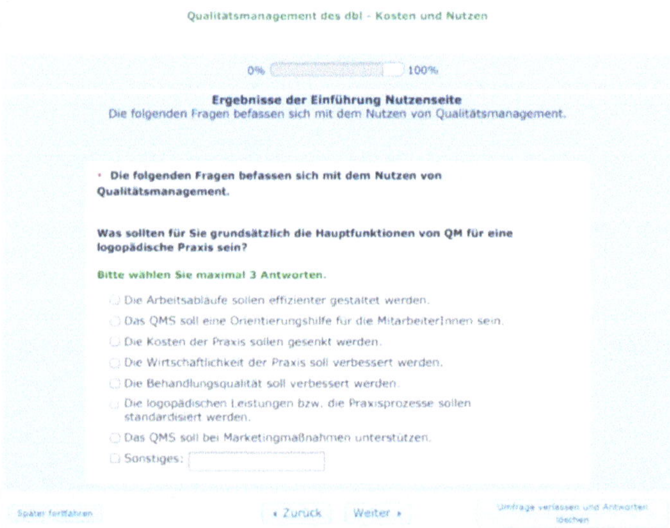
Qualitätsmanagement des dbl - Kosten und Nutzen
0% 100%
Ergebnisse der Einführung Nutzenseite
Die folgenden Fragen befassen sich mit dem Nutzen von Qualitätsmanagement.
Die folgenden Fragen befassen sich mit dem Nutzen von Qualitätsmanagement.
Was sollten für Sie grundsätzlich die Hauptfunktionen von QM für eine logopädische Praxis sein?
Bitte wählen Sie maximal 3 Antworten.
Die Arbeitsabläufe sollen effizienter gestaltet werden.
Das QMS soll eine Orientierungshilfe für die MitarbeiterInnen sein.
Die Kosten der Praxis sollen gesenkt werden.
Die Wirtschaftlichkeit der Praxis soll verbessert werden.
Die Behandlungsqualität soll verbessert werden.
Die logopädischen Leistungen bzw. die Praxisprozesse sollen standardisiert werden.
Das QMS soll bei Marketingmaßnahmen unterstützen.
Sonstiges:
« Zurück
Weiter »

Abb. 2.17: Funktionen von QM (Frage 22)

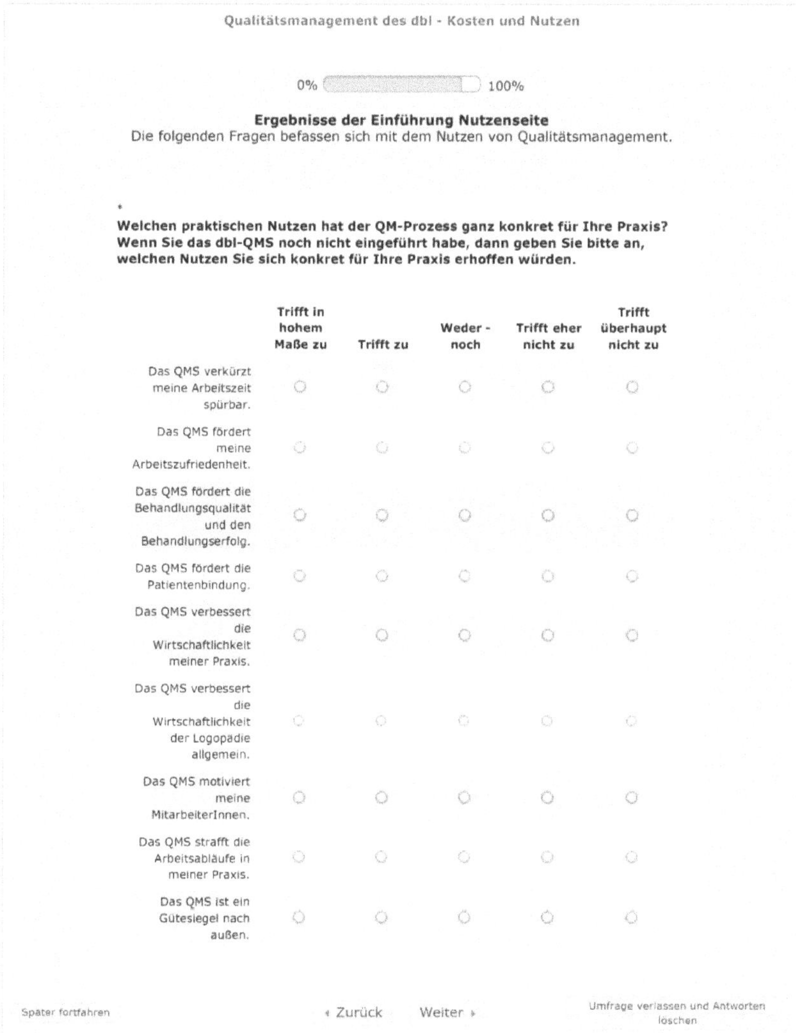
Qualitätsmanagement des dbl - Kosten und Nutzen

0% 100%

Ergebnisse der Einführung Nutzenseite
Die folgenden Fragen befassen sich mit dem Nutzen von Qualitätsmanagement.

*

Welchen praktischen Nutzen hat der QM-Prozess ganz konkret für Ihre Praxis? Wenn Sie das dbl-QMS noch nicht eingeführt habe, dann geben Sie bitte an, welchen Nutzen Sie sich konkret für Ihre Praxis erhoffen würden.

	Trifft in hohem Maße zu	Trifft zu	Weder - noch	Trifft eher nicht zu	Trifft überhaupt nicht zu
Das QMS verkürzt meine Arbeitszeit spürbar.	○	○	○	○	○
Das QMS fördert meine Arbeitszufriedenheit.	○	○	○	○	○
Das QMS fördert die Behandlungsqualität und den Behandlungserfolg.	○	○	○	○	○
Das QMS fördert die Patientenbindung.	○	○	○	○	○
Das QMS verbessert die Wirtschaftlichkeit meiner Praxis.	○	○	○	○	○
Das QMS verbessert die Wirtschaftlichkeit der Logopädie allgemein.	○	○	○	○	○
Das QMS motiviert meine MitarbeiterInnen.	○	○	○	○	○
Das QMS strafft die Arbeitsabläufe in meiner Praxis.	○	○	○	○	○
Das QMS ist ein Gütesiegel nach außen.	○	○	○	○	○

Später fortfahren ‹ Zurück Weiter › Umfrage verlassen und Antworten löschen

Abb. 2.18: Praktischer Nutzen (Frage 23)

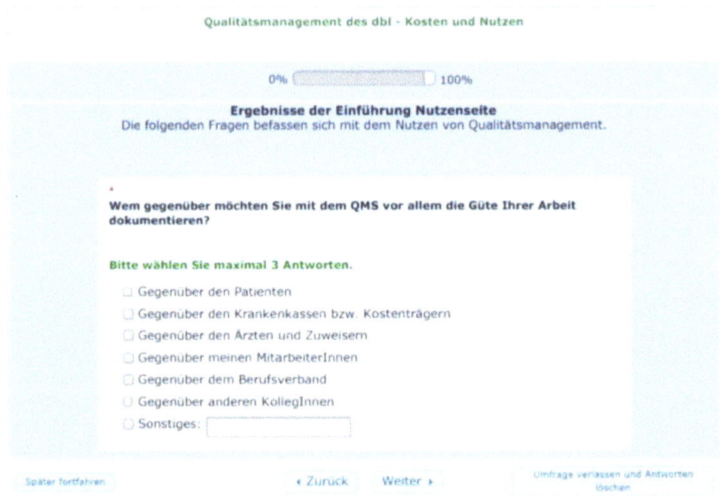

Abb. 2.19: Dokumentation des QM (Frage 24)

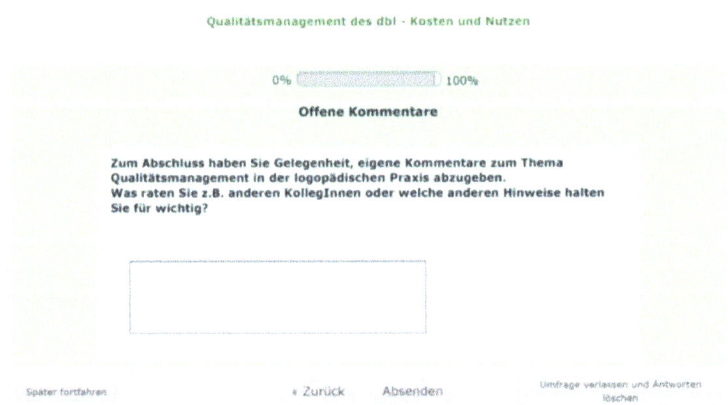

Abb. 2.20: Freie Kommentare (Frage 25)

Die Fragen wurden im nächsten Schritt mithilfe des Umfragetools LimeSurvey so umgesetzt, dass eine webbasierte Fragebogenversion entstand.

2.3 EDV-gestützte Befragung

Die Plattform LimeSurvey steht als Open-Source-Anwendung unter http://www.limesurvey.org/de/ kostenfrei zur Verfügung. Es handelt sich um eine Onlineumfrage-Applikation, die es auch ohne Programmierkenntnisse ermöglicht, eine Befragung zu entwickeln, sie mithilfe von E-Mail-Einladungen zu veröffentlichen und die Ergebnisse in einer Datenbank zu erfassen. Als Programmiersprache wird PHP (Hypertext Preprocessor) genutzt, eine Skriptsprache die u. a. für die Erstellung dynamischer Webseiten zur Verfügung steht. LimeSurvey baut entweder auf einer MySQL-, PostgreSQL- oder MSSQL-Datenbank auf, sodass eine Datenmigration erfolgen kann (vgl. LimeSurvey, 2014a). Die Weiterverarbeitung der Daten im Rahmen dieser Arbeit erfolgte mit dem Programm Microsoft Excel. Die Anwendung bietet die Möglichkeit, das Layout und Design der eigenen Umfrage selbst zu bestimmen und vielfältige Funktionen zu nutzen (vgl. LimeSurvey, 2014a). Da es sich um eine Open-Source-Anwendung handelt, wird sie stetig weiterentwickelt. Hochschulen und Universitäten verwenden LimeSurvey im Rahmen von Forschungsprojekten (vgl. LimeSurvey, 2014b).

2.4 Qualitativer Pretest und Fragebogen-Endversion

Die Vortestung eines selbst erstellten Fragebogens ist notwendig, um sicherzustellen, dass die Probanden die Fragen richtig verstehen und problemlos beantworten können (vgl. Raab-Steiner; Benesch, 2010, S. 59). Daher wurden in zwei qualitativen Pretests Praxisinhaberinnen gebeten, das E-Mail-Anschreiben zu lesen, den Link zur Befragung auszuprobieren und die erste Fragebogenversion online auszufüllen. Parallel wurden per Telefon Unklarheiten und Probleme besprochen sowie Anhaltspunkte für notwendige Veränderungen gesammelt. Außerdem konnte in den persönlichen Gesprächen bestätigt werden, dass der Untersuchungsgegenstand aus Sicht der Befragten sinnvoll abgebildet wurde. Interessant war ebenfalls zu erfahren, ob die veranschlagte Ausfüllzeit passend angegeben wurde. Beide Vortestungen dauerten 30 Minuten, während dieser Zeit wurden der Fragebogen komplett beantwortet und alle offenen Fragen geklärt. Daher schien die geplante reguläre Bearbeitungszeit von zehn Minuten realistisch zu sein.

Die beiden Pretest-Teilnehmerinnen wurden aus den Logopädinnen ausgewählt, die sich auf das erste Anschreiben des dbl (vgl. Kap. 3.1) meldeten.

Die erste Probandin gab Hinweise bezüglich der Handhabbarkeit des Onlinetools. So vermisste sie die Möglichkeit, zu bereits beantworteten Fragen zurückkehren zu können. Außerdem waren die technischen Informationen unklar, als die Probandin versuchte, die Befragung zu unterbrechen und die Ergebnisse zwischenzuspeichern. Beide Hinweise wurden aufgegriffen, sodass in der Endversion zu früheren Fragen gewechselt werden kann und klare Informationen zur Zwischenspeicherung erfolgen. Inhaltlich merkte die Probandin an, dass sie keine Mitarbeiter habe und daher entsprechende Fragen nicht beantworten könne. In der Vorversion des Fragebogens fehlten entsprechende Antwortkategorien bzw. die Möglichkeit, diese Fragen zu überspringen. Außerdem war unklar, ob es sich bei dieser Frage um die Angabe der vollen Stellen handelte oder um die Personenzahl. Daher wurde vor dem zweiten Pretest die Frage 4 mit dem Hinweis versehen, dass nach der Anzahl der tätigen Personen gefragt wird, unabhängig von der Art des Beschäftigungsverhältnisses oder der Arbeitszeit. Bei Frage 14 wurde als Antwortmöglichkeit *„Ich habe keine MitarbeiterInnen"* hinzugefügt.

Beim zweiten Pretest gab es ebenfalls zu Beginn technische Probleme, da ein Klick auf den Link in der Einladungs-E-Mail nicht zu einer automatischen Öffnung der Onlinebefragung führte. Vor dem Versand der Endversion wurde daher der Hyperlink kontrolliert und im Anschreiben der Hinweis eingefügt, dass der Link auch in den Browser kopiert werden kann, um die Umfrage zu starten. Inhaltlich wies die zweite Pretest-Teilnehmerin darauf hin, dass sie zwar an den Schulungen teilgenommen, aber das dbl-QMS bisher noch nicht eingeführt habe. Sie sei sich daher unsicher gewesen, ob sie überhaupt an der Umfrage teilnehmen solle. Als Reaktion auf diese Aussage wurde die Einladungs-E-Mail wie folgt ergänzt: *„Auch wenn Sie das Qualitätsmanagement-System des dbl (dbl-QMS) noch nicht eingeführt haben, sind Ihre Antworten von Interesse. Bitte nehmen Sie trotzdem teil!"*

In der Endversion erhielt die Frage 13 die weitere Antwortmöglichkeit *„Ich habe noch nicht begonnen, das dbl-QMS einzuführen"*. Bei den Fragen 17 bis 21 und bei Frage 23 wurden folgende oder ähnliche Hinweise eingefügt: *„Wenn Sie das dbl-QMS noch nicht eingeführt haben, dann schätzen Sie bitte (...)"* oder *„(...), dann überspringen Sie bitte diese Frage."*

Als Ergebnis der beiden Pretests wurde somit das Anschreiben kontrolliert und ergänzt um den Hinweis auf die Teilnahme, auch wenn bisher keine Einführung des dbl-QMS erfolgt ist. Technisch wurden die Möglichkeiten der Navigation erweitert und Hinweise zur Zwischenspeicherung klargestellt. Außerdem wurde bei zwei Fragen jeweils eine zusätzliche Antwortoption eingefügt und bei sechs Fragen eine weiterführende Erläuterung gegeben. Nach dem Abschluss der Entwicklungsphase folgte die Bestimmung der psychometrischen Gütekriterien.

2.5 Untersuchung der Testgütekriterien

In der quantitativen Forschung lässt sich die Qualität eines Fragebogens an den drei Testgütekriterien Objektivität, Reliabilität und Validität festmachen. Nebengütekriterien sind außerdem Normierung, Vergleichbarkeit, Ökonomie und Nützlichkeit (vgl. Bortz; Döring, 2006, S. 195). Die fundierte Untersuchung der Testgütekriterien eines Untersuchungsinstruments stellt i. d. R. ein eigenes methodisches Forschungsprojekt dar und ist im Rahmen dieser Arbeit nicht erfolgt. Daher können nur bedingt Aussagen zu den Testgütekriterien gemacht werden. Leider sind in den Veröffentlichungen der Studien der Stiftung Gesundheit keine Angaben zu den Testgütekriterien zu finden, sodass auch hier keine gültige Aussage über die Güte der Fragebögen gemacht werden kann.

Bei der Beurteilung der Objektivität geht es um die Unabhängigkeit der Testergebnisse vom Untersucher. Bei der vorliegenden Erhebung ist sowohl die Durchführungs- als auch die Auswertungsobjektivität gegeben. Die Durchführung erfolgt aufgrund der EDV-gestützten Präsentation unabhängig von der Untersucherin. Ebenso ist die Auswertung aufgrund der Antwortmöglichkeiten eindeutig und nicht von subjektiven Einschätzungen abhängig. Unter Reliabilität wird die Genauigkeit bzw. die Präzision verstanden, mit der das Untersuchungsmaterial gemessen wird. Dabei ist zu bedenken, dass immer eine Messungenauigkeit vorliegt, z. B. aufgrund von fehlerhaften oder fehlenden Werten oder auch äußeren Störungen wie Müdigkeit oder geratenen Antworten. Eine voll reliable Befragung ergäbe zu verschiedenen Zeitpunkten exakt die gleichen Daten und wäre der Idealfall. Um die Reliabilität zu erheben, müssen wiederholt Befragungen der gleichen Probanden erfolgen und die Ergebnisse auf ihre Übereinstimmung untersucht werden. Notwendig für die Berechnung ist neben der empirisch ermittelbaren Varianz der Testwerte auch die Schätzung der wahren Varianz (vgl. Bortz; Döring, 2006, S. 196). Die aufwendige Untersuchung der Reliabilität des Instruments ist im Rahmen dieser Arbeit nicht erfolgt. Als drittes Kriterium ist die Validität zu betrachten. Ein Fragebogen ist valide, wenn er genau das misst, was er zu messen vorgibt. Für das vorliegende Projekt wäre die Erhebung voll valide, wenn exakt die Bewertung der Kosten- und Nutzenparameter aus Sicht der Praxisinhaber gemessen würde. Unterschieden werden Inhalts-, Kriteriums- und Konstruktvalidität. Die Inhaltsvalidität wird dann als gegeben angesehen, wenn die Testitems das zu messende Konstrukt in den wichtigsten Aspekten wiedergeben. Die Inhaltsvalidität ist somit gegeben, da sich die Dimensionen der in Kap. 1.3 erläuterte Kosten- und Nutzenparameter in der Befragung wiederfinden. Die Befragung repräsentiert das Konstrukt direkt, sodass von einer guten Inhaltsvalidität ausgegangen werden kann (vgl. Bortz; Döring, 2006, S. 200).

Kriteriumsvalidität liegt dann vor, wenn die Messung des Konstrukts mit einem manifesten Kriterium übereinstimmt. Wenn z. B. die Praxisinhaber, die eine Straffung der Arbeitsabläufe angeben, in späteren Erhebungen auch mehr Therapieeinheiten pro Tag leisten. Dann wäre eine gute prognostische Validität gegeben, die in dieser Arbeit allerdings für den Fragebogen nicht erhoben werden kann. Als konstruktvalide gilt ein Verfahren, wenn aus dem Zielkonstrukt Hypothesen ableitbar sind, die anhand der Messwerte bestätigt werden können. Auch hier wären weitere Untersuchungsverfahren notwendig, um die Konstruktvalidität erheben zu können (vgl. Bortz; Döring, 2006, S. 202).

In Bezug auf die Nebengütekriterien wird die Erhebung als gut beurteilt. Sie ist normiert, gut vergleichbar, die Ökonomie ist gegeben und Nützlichkeit wird vermutet. Als letzte Phase folgte dann die Anwendung, in der das entwickelte Instrument zum Einsatz kam, um die Forschungsfrage beantworten zu können.

3 Durchführung der Untersuchung

Die Befragung fand mit Unterstützung des dbl statt, da gezielt die Logopäden angesprochen werden sollten, die bereits an Schulungen teilgenommen haben. Entsprechende Daten und E-Mail-Adressen liegen in der dbl-Geschäftsstelle vor.

3.1 Verlauf der Befragung

Mitte Dezember 2013 erfolgte ein erstes Anschreiben per E-Mail der dbl-Geschäftsstelle gezielt an alle 220 bisherigen Teilnehmer der QM-Schulungen. In dieser E-Mail informierte der dbl über das Thema und das Ziel der Befragung und bat um Teilnahme und die Einwilligung, die E-Mail-Adressen weitergeben zu dürfen. Aus den ersten Rückläufen wurden zwei Logopädinnen ausgewählt und um Teilnahme am Pretest gebeten. Am 20.01.2014 erhielten die zehn Praxisinhaber, die bis dahin ihr Einverständnis gegeben hatten, per E-Mail ein Anschreiben und den Link zur Befragung. Das Anschreiben enthielt neben den Kontaktdaten der Autorin eine kurze persönliche Vorstellung, die Erläuterung des Forschungsziels und den Appell zur Teilnahme. Außerdem wurde hervorgehoben, dass nur bisherige Teilnehmer der dbl-Schulung angeschrieben wurden, sodass jede Antwort von Bedeutung sei. Wie üblich wurde die durchschnittliche Bearbeitungsdauer (zehn Minuten) genannt, eine Erläuterung der Möglichkeit zur Unterbrechung und Zwischenspeicherung der Antworten gegeben und die Anonymität zugesichert. Eine genaue Anleitung zum Ausfüllen des Fragebogens erfolgte online vor jeder Frage. Bis zum 10.02.2014 hatten zehn Probanden an der Befragung teilgenommen.

Am 14.02.2014 wurde durch die dbl-Geschäftsstelle noch einmal nachgefasst und alle Teilnehmer wurden per E-Mail angeschrieben, die sich bisher nicht gemeldet hatten. In dieser zweiten E-Mail des dbl wurde erneut um Teilnahme gebeten und die Bedeutung der Umfrage für die weitere Entwicklung des dbl-QM herausgestellt. Diese E-Mail enthielt direkt den Link zur Befragung. Aufgrund der Erkenntnisse aus den Pretests wurde explizit darauf hingewiesen, dass die Teilnahme an der Schulung ausreicht, um den Fragebogen ausfüllen zu können. Eine Umsetzung des dbl-QMS musste nicht erfolgt sein. Die Umfrage endete am 31.03.2014. In Abb. 3.1 wird der zeitliche Ablauf der Befragung visualisiert.

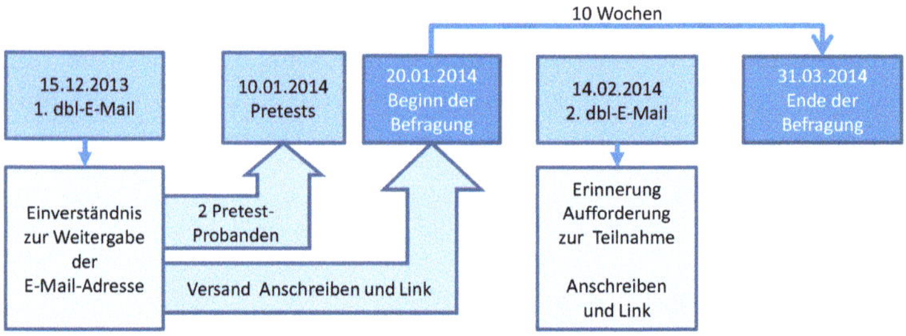

Abb. 3.1: Zeitlicher Ablauf der Rekrutierung und Befragung

3.2 Rücklaufcharakteristik und Rücklaufstatistik

Das erste Anschreiben des dbl richtete sich an alle bisherigen Teilnehmer der dbl-Schulungen (n=220) im Sinne einer Vollbefragung der gesamten Zielpopulation. Dem ersten Aufruf folgten 10 Teilnehmer, mit der Erinnerung durch den dbl konnten weitere 20 Probanden gewonnen werden. Vier Responder haben die Befragung bei Frage 8 abgebrochen und die Beantwortung nicht wieder aufgenommen. Zwei Teilnehmer haben die Befragung unterbrochen und später fortgeführt, sodass sie in die Auswertung aufgenommen werden konnten. Insgesamt haben 26 Logopäden die Befragung abgeschlossen und zählen damit als Teilnehmer, das entspricht einer Quote von 11,8 %. In die Auswertung wurden die 26 vollständigen Antwortsätze einbezogen. Es erfolgt eine deskriptive Auswertung der einzelnen Fragen, in der Häufigkeitsverteilungen und Maße der zentralen Tendenz angegeben werden, um Merkmalsausprägungen erkennen zu können (vgl. Bortz; Döring, 2006, S. 371).

3.2.1 Soziodemografische Merkmale

Die Fragen 1–6 erfassen die soziodemografischen Merkmale der Teilnehmenden. Im Folgenden werden die Responder als P1 bis P26 bezeichnet. Tab. 3.1 gibt einen Überblick über alle Probanden.

Tab. 3.1: Übersicht über alle teilnehmenden Praxen

	Bundesland	seit	EP	PG	GP	MA
P1	SH	1995	Ja			8
P2	HH	2005	Ja			1
P3	NRW	1995	Ja			5
P4	B	1993		Ja		4
P5	H	2006	Ja			2
P6	BW	2000	Ja			5
P7	BY	1999	Ja			6
P8	BW	2006	Ja			2
P9	NRW	2008	Ja			5
P10	RP	2011		sonstige		11
P11	NS	2007	Ja			2
P12	HH	1995		Ja		4
P13	NS	2004		sonstige		11
P14	NRW	1994	Ja			12
P15	HH	1997		Ja		5
P16	MV	2004	Ja			0
P17	NS	2007	Ja			2
P18	NRW	2009			Ja	4
P19	BW	1997	Ja			4
P20	B	2005	Ja			0
P21	BW	2012	Ja			0
P22	NRW	1998			Ja	4
P23	BW	2004	Ja			1
P24	NS	2006	Ja			2
P25	NS	2001	Ja			5
P26	SH	1995	Ja			5

Legende:
EP=Einzelpraxis, PG=Praxengemeinschaft, GP=Gemeinschaftspraxis, MA=Mitarbeiterzahl, B=Berlin, BW=Baden-Württemberg, BY=Bayern, H=Hessen, HH=Hamburg, MV=Mecklenburg-Vorpommern, NRW=Nordrhein-Westfalen, NS=Niedersachsen, RP=Rheinland-Pfalz, SH=Schleswig-Holstein

Die Standorte der teilnehmenden Praxen verteilen sich auf zehn Bundesländer, wobei aus Baden-Württemberg, Niedersachsen und Nordrhein-Westfalen jeweils fünf Teilnehmer kamen. Dann folgte Hamburg mit drei Respondern, Berlin und Schleswig-Holstein jeweils mit zwei Antworten und Bayern, Hessen, Mecklenburg-Vorpommern und Rheinland-Pfalz mit je einem Probanden. Somit hat lediglich eine Praxis aus den neuen Bundesländern an der Befragung teilgenommen.

Außerdem wurde erfragt, wann die Niederlassung erfolgte. Hier zeigte sich, dass 11 Praxen bis 2000 eröffnet wurden, während 15 Praxen in den Jahren 2001 bis 2012 zugelassen wurden. Entsprechend zu den Gründungsdaten finden sich Geburtsdaten der Probanden von 1949 bis 1984. Der älteste Teilnehmer war somit 65 Jahre alt und der jüngste 30 Jahre. Der Median lag ebenso wie das Durchschnittsalter bei 47 Jahren.

Als weitere Rahmendaten wurde die Art der Praxis und die Anzahl der Mitarbeiter erfragt. Bei 73 % (n=19) handelt es sich um eine Einzelpraxis, drei Befragte betreiben eine Praxengemeinschaft (12 %), zwei eine Gemeinschaftspraxis (8 %) und zwei sind anders organisiert.

Von den 26 teilnehmenden Praxen gaben drei an, dass sie keine Mitarbeiter beschäftigen. Die verbleibenden 23 Teilnehmer haben im Mittel 4,2 Mitarbeiter (Standardabweichung 3,24). Bei drei Praxen handelt es sich um große Einheiten mit einer Mitarbeiterzahl über zehn, eine Aufstellung der Verteilung findet sich in Tab. 3.2. Bei einer der drei großen Praxen handelt es sich um eine Einzelpraxis, die beiden anderen gaben „Sonstiges" an. Die drei Praxen ohne Mitarbeiter sind Einzelpraxen.

Tab. 3.2: Anzahl der Mitarbeiter

Mitarbeiteranzahl	0	1	2	4	5	6	8	11	12
Anzahl der Praxen	3	2	5	5	6	1	1	2	1

Zwei der drei Praxengemeinschaften haben ebenso wie alle Gemeinschaftspraxen vier Mitarbeiter, eine Praxengemeinschaft hat fünf Mitarbeiter. Unter den Befragten waren fünf Männer, sodass die Geschlechterverteilung in der Respondergruppe mit knapp 20 % männlichen Teilnehmern doppelt so hoch ist wie der vom dbl angegebene Anteil unter allen Mitgliedern (unter 10 %). Dabei führt ein Mann die große Einzelpraxis mit zwölf Mitarbeitern, jeweils ein männlicher Teilnehmer arbeitet in einer Praxengemeinschaft bzw. Gemeinschaftspraxis mit vier Mitarbeitern und zwei haben eine Einzelpraxis mit zwei bzw. keinem Mitarbeiter.

3.2.2 Antworten zu Wissen über Qualitätsmanagement

Die Fragen 7–10 bezogen sich auf das Wissen, das die Befragten grundsätzlich über Qualitätsmanagement haben und welche Wissensquellen genutzt werden. Bezüglich der Frage 7 gaben 54 % (n=14) an, sich *„seit bis zu fünf Jahren"* über das Thema QM zu informieren, während alle anderen Teilnehmer *„seit über fünf Jahren"* auswählten. Die folgende Frage 8 nach den Wissensquellen ließ Mehrfachnennungen zu. Dabei haben elf Teilnehmer entweder eine oder zwei Quellen genannt, drei Personen gaben drei und ein Befragter gab fünf Informationsquellen an.

Als wichtigste Informationsquellen wurden die Verbandszeitschrift Forum Logopädie und die Informationsveranstaltungen des dbl mit jeweils 16 Nennungen (62 %) genannt (vgl. Abb. 3.2).

23 % bekamen außerdem Informationen von den Anbietern von QM-Systemen, 19 % suchten über das Internet und drei informierten sich in anderen Fachzeitschriften. Bis auf zwei Befragte gaben alle entweder an, über das Forum Logopädie oder im Rahmen von dbl-Informationsveranstaltungen Wissen bezogen zu haben, acht Probanden haben beide Quellen genutzt. Ein Teilnehmer gab als einzige Quelle *„andere Fachpresse"* an, der andere unter *„Sonstiges"* die Mitarbeit in der BKQM.

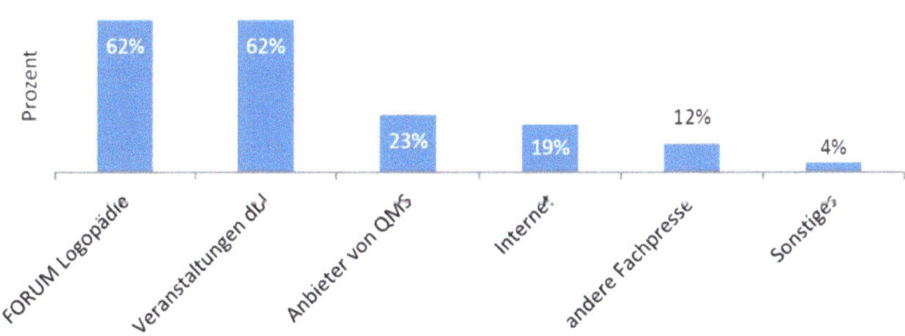

Abb. 3.2: Informationsquellen zum QMS in der Logopädie

Bei der Frage 9 sollten die Teilnehmer angeben, welche QMS ihnen prinzipiell bekannt sind. Es antworteten 25 von 26 Respondern, dass sie das dbl-QMS kennen und 81 % (n=21) kennen auch die DIN ISO 9000 ff-Normenreihe. Jeweils 19 % wissen ebenfalls um EFQM und die Stiftung Praxissiegel, wobei diese Informationen sowohl aus dem Forum Logopädie oder anderer Fachpresse stammen können. Als sonstige bekannte Systeme wurden von einem Probanden sowohl QEP als auch KTQ genannt. Dieser Befragte hatte bei Informationsquellen in Frage 8 alle fünf Antwortmöglichkeiten bejaht.

Frage 10 befasste sich mit den Anbietern von QMS. Hier zeigte sich, dass die Firma Buchner 20 Probanden (77 %) bekannt war, dann folgte der TÜV mit 54 % und wiederum die Stiftung Praxissiegel mit fünf Nennungen analog zu den Angaben aus Frage 9. Als weiterer Anbieter wurde einmal die Abrechnungsfirma opta data genannt und zwei Befragte kannten keinen weiteren Anbieter. Die Fragen 11 bis 16 fokussieren im nächsten Bereich die Einführung des dbl-QMS in der eigenen Praxis.

3.2.3 Antworten zur Einführung des dbl-QMS in der eigenen Praxis

Zum Einstieg in diesen Bereich wurde mit Frage 11 die Motivation erhoben, die die Entscheidung für das dbl-QMS bedingte. Auch bei dieser Frage waren Mehrfachantworten möglich. Alle Befragten gaben als Grund an, dass das dbl-QMS speziell für logopädische Praxen entwickelt wurde. Die zweithäufigste Nennung mit n=16 (62 %) war die Anbindung an den Berufsverband. Jeweils dreimal genannt wurden: *„weil der dbl ein kompetenter Dienstleister ist“* und *„weil es kostengünstig ist“*. Einmal wurde die Empfehlung durch einen Kollegen als Grund angegeben.

Auch wenn Mehrfachnennungen möglich waren, so haben acht der Probanden ausschließlich angegeben, dass die spezifische logopädische Ausrichtung entscheidend war. Zwölf Befragte gaben sowohl die Ausrichtung als auch die Anbindungen an den dbl an, einer führte als zweites Argument die Kosten an. Von den vier Befragten, die drei Gründe nannten, wählten zwei zusätzlich die Kompetenz des dbl als Dienstleister, einer die günstigen Kosten und einer die Empfehlung. Ein Teilnehmer gab vier Gründe an: neben der speziellen Entwicklung für die Logopädie und der Anbindung an den Berufsverband auch die Dienstleistungskompetenz und den Kostenaspekt. Eine Übersicht bietet Abb. 3.3.

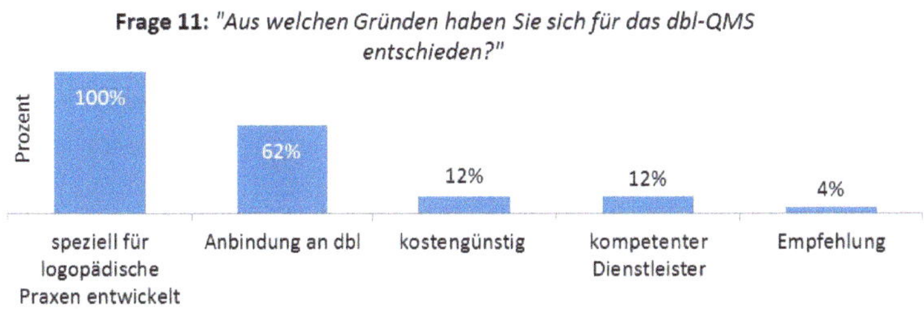

Abb. 3.3: Gründe für die Auswahl des dbl-QMS

Bei Frage 12 sollte angegeben werden, wann die Probanden die dbl-Schulung absolviert haben. Dabei wurde nach dem ersten und dem zweiten Teil der Veranstaltung differenziert. Es stellte sich heraus, dass nicht alle Logopäden die beiden Schulungsteile im gleichen Jahr besucht haben. Sechs der 26 Befragten haben jeweils ein Jahr zwischen den beiden Teilen verstreichen lassen. Diese Pausen ergeben sich jeweils für eine Person in 2006, 2008 und 2009 sowie für drei Probanden in 2010. Eine Übersicht bietet Tab. 3.3.

Tab. 3.3: Jahr der dbl-QMS-Schulung

	2006	2007	2008	2009	2010	2011	2012	2013
Teil 1 – Teilnehmer	4	2	2	2	7	3	5	1
Teil 2 – Teilnehmer	3	3	1	3	4	6	5	1

Um zu erheben, wie weit das dbl-QMS bereits in der Praxis implementiert wurde, sollte in Frage 13 die Phase der Einführung angegeben werden. Die Abb. 3.4 zeigt den jeweiligen Stand.

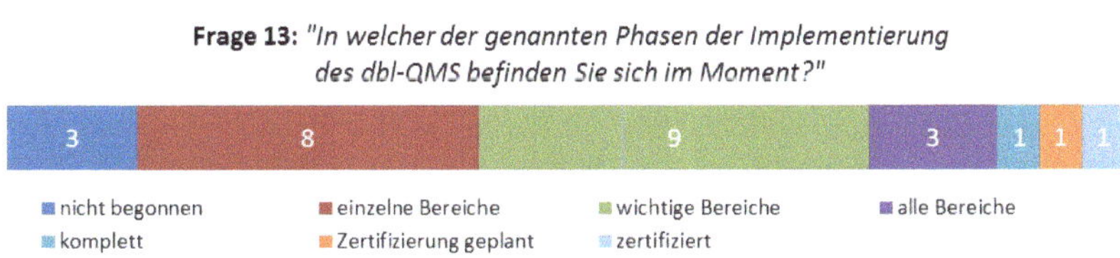

Abb. 3.4: Phasen der Einführung des dbl-QMS

Drei der Responder haben noch nicht mit der Einführung begonnen, 17 Befragte haben das dbl-QMS für einzelne oder für die wichtigsten Bereiche und Prozesse umgesetzt und sechs haben das dbl-QMS komplett eingeführt. Mit dem Gedanken an eine Zertifizierung spielt eine dieser sechs Praxen, eine will innerhalb von zwei Jahren zertifiziert werden und eine der Praxen ist bereits zertifiziert.

Die Einbindung der Mitarbeiter in den QM-Prozess wurde in Frage 14 erfasst, auch hier waren Mehrfachantworten erlaubt. Da drei Praxen keine Mitarbeiter haben und eine Praxis die Frage nicht beantwortete (Phase: *„noch nicht begonnen"*), wurden 22 Antworten ausgewertet. In 64 % (n=14) der Fälle sind die Mitarbeiter kontinuierlich an der Umsetzung beteiligt und 55 % (n=12) der Praxisinhaber informierten ihr Team vorab. Acht Befragte gaben an, die Mitarbeiter sowohl vorab informiert als auch kontinuierlich eingebunden zu haben. Jeweils sechs Responder hatten die Mitarbeiter vorab informiert oder kontinuierlich eingebunden. Für zwei Probanden ist das QM „Chefsache", sodass die Mitarbeiter in einem Fall nicht eingebunden und im anderen Fall nur vorab informiert wurden.

19 der 26 teilnehmenden Praxen (73 %) sind laut der Antworten auf Frage 15 *„gut"* (n=14) oder *„sehr"* (n=5) zufrieden mit dem dbl als Anbieter des dbl-QMS. Fünf gaben *„befriedigend"* an und zwei Responder *„ausreichend"*. In der Frage 16 wurden die Teilnehmer gebeten, neun Aussagen auf einer Skala von *„trifft in hohem Maße zu"* bis zu *„trifft überhaupt nicht zu"* zu bewerten. Die Ergebnisse werden im Einzelnen in Abb. 3.5 gezeigt. Die Kosten für das dbl-QMS halten 77 % der Befragten für angemessen, 12 % machten keine Aussage oder hielten die Kosten nicht für angemessen. Bei den meisten Mitarbeitern (85 %) löste der QM-Prozess keine Ängste aus, nur jeweils zweimal wurde hier mit *„trifft in hohem Maße zu"* oder *„trifft zu"* geantwortet. Den Zeitaufwand für das dbl-QMS bewerten 92 % der Befragten als *„nicht"* oder *„überhaupt nicht"* geringfügig. Nur jeweils ein Teilnehmer wählte hier *„trifft in hohem Maße zu"* oder *„trifft zu"*. Die Frage, ob der dbl Überzeugungsarbeit bezüglich QM im Richtung Mitarbeiter leistet, wurde nur von 12 % (n=3) bejaht. Ein Drittel der Befragten wählte hier *„weder noch"* und 58 % *„trifft eher/überhaupt nicht zu"*. Bei der Aussage, dass der dbl unpräzise und unverständlich kommuniziere, wählten 35 % die neutrale Antwortmöglichkeit *„weder noch"*. 23 % gaben *„trifft zu"* an, 15 % *„trifft eher nicht zu"* und 27 % *„trifft überhaupt nicht zu"*.

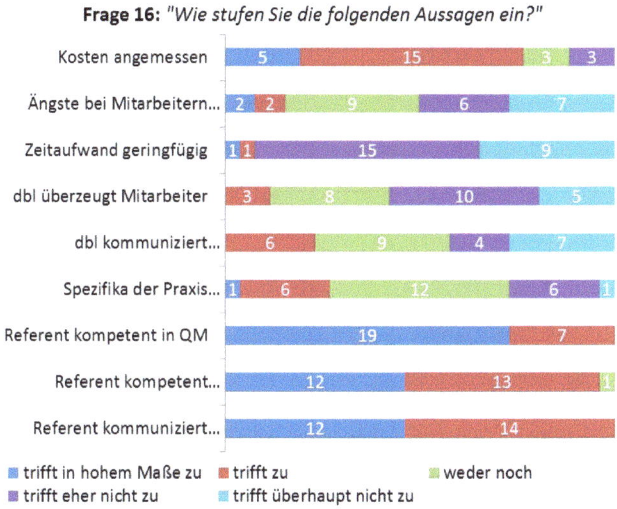

Abb. 3.5: Bewertung der Aussagen zur Einführung des dbl-QMS

Die nächste Aussage befasst sich mit der konkreten Unterstützung des dbl für die eigene Praxis und die Berücksichtigung der Spezifika. Hier gab jeweils ein Befragter volle Zustimmung bzw. volle Ablehnung an, während sowohl sechs Teilnehmer jeweils *„trifft zu"* als auch *„trifft eher nicht zu"* auswählten. 46 % entschieden sich für *„weder noch"*. Die drei folgenden Aussagen zu dem Referenten wurden wie folgt bewertet: 73 % gaben *„trifft in hohem Maße zu"* bei der Aussage an, dass er kompetent in Fragen des QM sei. Die Aussage, dass der Referent speziell im Bereich Logopädie kompetent sei, bestätigten 46 % *„in hohem Maße"*. Alle anderen wählten bei beiden Fragen jeweils *„trifft zu"*, nur ein Teilnehmer wählte *„weder noch"* bei der spezifisch logopädischen Kompetenz. Auch die Kommunikationsleistung des Referenten bezüglich der Prozesse wurde mit *„trifft in hohem Maße zu"* (46 %) oder *„trifft zu"* (54 %) als anschaulich und nachvollziehbar bewertet. Im nächsten Fragenblock wurden Einschätzungen zu den Kosten für die Implementierung des dbl-QMS erhoben.

3.2.4 Antworten zu Ergebnissen der Einführung (Kostenseite)

Die Fragen 17 bis 19 befassten sich mit dem Arbeitsaufwand und den Kosten während der Einführung des dbl-QMS. Frage 17 eruierte, welche

Kosten während der Implementierungsphase entstanden. Aufgeteilt wurden die Kosten in Gesamtkosten für Schulungen plus Reisekosten, sonstige Kosten (z. B. für Anschaffungen) und Kosten für die Zertifizierung (vgl. Abb. 3.6). 23 der 26 Befragten machten zu den ersten beiden Fragen Angaben, die verbleibenden drei Probanden erinnerten die Kosten nicht mehr oder konnten sie nicht beziffern (P3, P13, P15). Bezüglich der Zertifizierung gab es zwei Antworten (P5, P25).

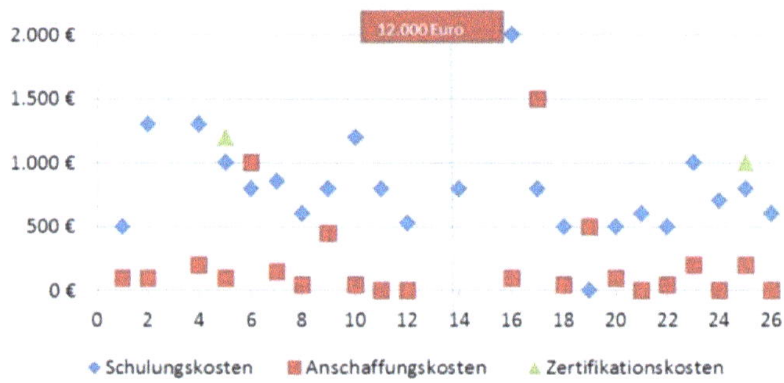

Abb. 3.6: Direkte, tangible Kosten in der Einführungsphase

Die Gesamtkosten für die Schulungen wurden im Mittel mit 804 Euro angegeben, wobei ein Befragter (P19) keine Kosten und ein Befragter (P16) 2.000 Euro nannte. Alle anderen Nennungen lagen zwischen 500–1.300 Euro, sodass der Mittelwert dieser Angaben ohne die Werte von P16 und P19 bei 785 Euro liegt. Anschaffungen wurden nicht von allen Respondern getätigt. Tatsächliche Kosten wurden von n=18 Teilnehmern genannt, diese lagen zwischen 50–1.500 Euro, sowie einmal in Höhe von 12.000 Euro. Somit ergibt sich ein Mittelwert von 735 Euro für Anschaffungskosten, wenn alle Antworten einbezogen werden. Wenn weder die Nichtanschaffungen noch die Angabe von P16 berücksichtigt werden, ergeben sich durchschnittliche Anschaffungskosten in Höhe von 288 Euro (vgl. Tab. 3.4). Die Kosten für die Zertifizierung werden mit 1.000 Euro bzw. 1.200 Euro angegeben.

Tab. 3.4: Direkte, tangible Kosten in der Einführungsphase

	Gesamtkosten für Schulungen		sonstige Kosten für Anschaffungen	
	n=23	n=21	n=23	n=21
Mittelwert	804 €	785 €	735 €	288 €
Minimum	0 €	500 €	0 €	50 €
Maximum	2.000 €	1.300 €	12.000 €	1.500 €

Frage 18 galt der Dauer der Einführungsphase des dbl-QMS in Wochen. Die Angaben reichten von 4 Wochen bis zu 100 Wochen (vgl. Abb. 3.7). Die durchschnittliche Dauer betrug 27,96 Wochen bei einer Standardabweichung von 23,54 Wochen.

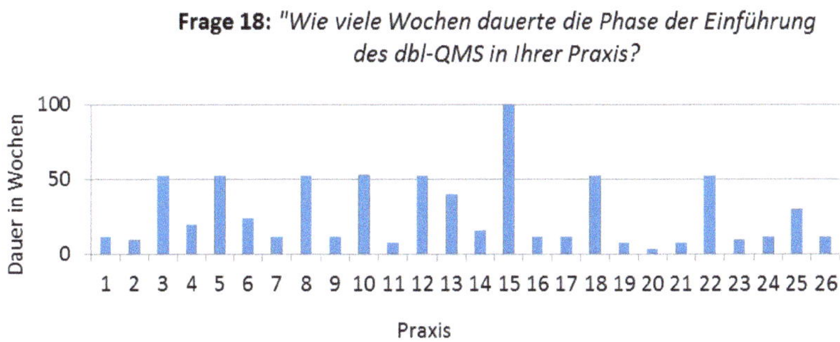

Abb. 3.7: Dauer der Implementierung des dbl-QMS

Der Arbeitsaufwand für die Einführungsphase sollte in Frage 19 sowohl für den Praxisinhaber als auch für den einzelnen Mitarbeiter in Stunden pro Woche geschätzt werden. Angegeben wurde ein durchschnittlicher Arbeitsaufwand der Praxisinhaber von 5,27 Stunden pro Woche mit einer Standardabweichung von 4,11. Der niedrigste Aufwand wurde mit einer Stunde pro Woche beziffert, der höchste mit 20. In Tab. 3.6 sind sowohl der Arbeitsaufwand während als auch nach der Implementierungsphase dargestellt. Der Arbeitsaufwand pro Mitarbeiter während der Implementierung wurde im Mittel mit 1,27 Stunden pro Woche mit einer Standardabweichung von 1,28 angegeben. Als Minimum wurde 0,5 Stunden und als Maximum 5 Stunden pro Woche genannt. Vermutlich besteht ein Zusammenhang zwischen der Dauer der Einführung und der vom Praxisinhaber eingesetzten Arbeitszeit in Wochenstunden während dieser Phase ebenso wie zwischen der Größe der Praxis (Mitarbeiterzahl) und der Einführungsdauer. Die laufenden Kosten, die durch das dbl-QMS im Alltag ausgelöst werden, wurden in Frage 20 erfasst. Angegeben wurden durchschnittliche Kosten von 86,67 Euro pro Monat, allerdings gaben 17 Teilnehmer keine Kosten an. Bei einer Betrachtung der 9 Praxen, die laufende Kosten im Zusammenhang mit dem dbl-QMS angaben, betrugen diese durchschnittlich 144,44 Euro pro Monat. Der höchste Wert lag bei 400 Euro und der niedrigste bei 10 Euro pro Monat (vgl. Tab. 3.5).

Tab. 3.5: Laufende Kosten pro Monat für das dbl-QMS in Euro

Proband	P4	P6	P7	P9	P10	P13	P14	P15	P26
Anschaffungen (€)	200	1.000	150	450	50	0	12.000	0	0
laufende Kosten (€)	50	100	300	20	200	200	400	10	20

Als weitere Angabe wurde in Frage 21 darum gebeten, den laufenden Arbeitsaufwand sowohl für den Praxisinhaber als auch für jeden Mitarbeiter in Stunden pro Woche zu schätzen (vgl. Tab. 3.6). Es zeigte sich ein durchschnittlicher Arbeitsaufwand im Alltag für die Praxisinhaber von 2,65 Stunden pro Woche, wobei hier die Angaben von keinem laufenden Arbeitsaufwand bis zu 20 Stunden pro Woche reichten. Der Maximalwert wurde nur einmal genannt, der nächste folgende Wert war 5 Stunden pro Woche. 25 % der Befragten gaben einen Arbeitsaufwand von bis zu einer halben Stunde an und 75 % bis zu einer Stunde pro Woche.

Tab. 3.6: Aufstellung des Arbeitsaufwands für das dbl-QMS

	Arbeitsaufwand (Std./Woche)			
	Praxisinhaber Implementierung	Mitarbeiter Implementierung	Praxisinhaber Alltag	Mitarbeiter Alltag
Durchschnitt	5,27	1,27	2,65	0,75
Standardabweichung	4,11	1,28	4,81	0,82
Minimum	1	0	0	0
Maximum	20	5	20	3

Die Mitarbeiter werden zwischen 0–3 Stunden pro Woche durch das dbl-QMS gebunden, hier lag der durchschnittliche Arbeitsaufwand bei 0,75 Stunden pro Woche. 75 % der Befragten gaben an, dass die Belastung unter 0,5 Stunden pro Woche pro Mitarbeiter liegt. Als wichtiger Kostenfaktor sind die Opportunitätskosten zu benennen, die daher im Folgenden für beide Phasen berechnet werden.

Opportunitätskosten während der Implementierung

Die Opportunitätskosten lassen sich unter der Annahme berechnen, dass anstatt der Durchführung von abrechenbaren Therapien die Arbeitszeit für das QMS eingesetzt wurde. Sehr große Abweichungen gab es sowohl bei den Angaben bezüglich der Dauer der Einführung (4–100 Wochen) als auch der eingesetzten Arbeitszeit pro Woche. Daher wurden wie in Tab. 3.7 dargestellt für jede Praxis die Gesamtstunden errechnet, um dann die Opportunitätskosten beziffern zu können. Markiert sind ebenso wie in Tab. 3.8 die Praxen mit den geringsten (grün) und höchsten Opportunitätskosten (rot).

Tab. 3.7: Opportunitätskosten in der Implementierungsphase

	Dauer (Wochen)	Arbeitszeit Praxisinhaber (Stunden)	Arbeitszeit Mitarbeiter (Stunden)	Anzahl Mitarbeiter	Gesamtstunden	Opportunitätskosten (Euro)
P1	12	5	1	8	156	5.399,16
P2	10	1	0,5	1	15	519,15
P3	52	1	1	5	312	10.798,32
P4	20	1	0,5	4	60	2.076,60
P5	52	2	0	2	104	3.599,44
P6	24	4	1	5	216	7.475,76
P7	12	5	1	6	132	4.568,52
P8	52	5	1	2	364	12.598,04
P9	12	4	1	5	108	3.737,88
P10	53	2	0,1	11	164	5.686,42
P11	8	4	0,5	2	40	1.384,40
P12	52	2	1	4	312	10.798,32
P13	40	10	2	11	1.280	44.300,80
P14	16	20	1,5	12	608	21.042,88
P15	100	1	0,5	5	350	12.113,50
P16	12	4	0	0	48	1.661,28
P17	12	6	2	2	120	4.153,20
P18	52	5	1	4	468	16.197,48
P19	8	6	1	4	80	2.768,80
P20	4	10	5	0	40	1.384,40
P21	8	10	0	0	80	2.768,80
P22	52	2	0,5	4	208	7.198,88
P23	10	5	3	1	80	2.768,80
P24	12	8	2	2	144	4.983,84
P25	30	10	5	5	1.050	36.340,50
P26	12	4	1	5	108	3.737,88

Ausgehend von einer durchschnittlichen Vergütung von 34,61 Euro und der Annahme, dass pro Stunde Zeiteinsatz für das QMS eine 45-minütige

Therapie erfolgt wäre, ergeben sich Opportunitätskosten in der Implementierungsphase im Mittel von 8.849 Euro. Diese werden sowohl von der Dauer der Einführungsphase, dem Stundeneinsatz des Praxisinhabers und der Mitarbeiter als auch von der Anzahl der Mitarbeiter beeinflusst. Die Spanne reicht von 519 Euro (P2) bis 44.300 Euro (P13). Durch die hohe Mitarbeiterzahl von elf und einer langen Dauer von 40 Wochen ergaben sich die sehr großen Kosten für P13. Die vergleichbare Praxis P10 mit ebenfalls elf Mitarbeitern benötigte mit 53 Wochen noch mehr Zeit, allerdings mit einem deutlich geringeren Stundeneinsatz pro Woche und Mitarbeiter. Die Praxis (P14) mit den meisten Mitarbeitern führte das QMS sehr viel schneller ein, sodass in dieser Phase die Opportunitätskosten mit 21.043 Euro weniger als die Hälfte von P13 betrugen. Die genauen Zahlen für jeden Probanden sind in Tab. 3.7 aufgeführt.

Opportunitätskosten nach der Einführung

Bei der Berechnung der Opportunitätskosten im Alltag (vgl. Tab. 3.8) wurden nur die elf Probanden einbezogen, die hier Angaben machten. Es ergab sich ein Mittelwert pro Woche in Höhe von 268,54 Euro bei einem Minimum (P2) von 17,31 Euro und einem Maximum (P13) von 865,25 Euro. Der besonders niedrige bzw. besonders hohe Arbeitsaufwand der beiden Praxen aus der Implementierungsphase setzt sich somit im Alltag fort.

Tab. 3.8: Opportunitätskosten nach der Einführung

	Zeit Inhaber (Stunden)	Zeit MA (Stunden)	Zahl MA	Gesamtstunden (pro Woche)	Opportunitätskosten (Euro)	Phase der Umsetzung
P1	1	1	8	9,0	311,49	wichtige Bereiche
P2	0,5	0	1	0,5	17,31	Umsetzung begonnen
P4	0,5	0,5	4	2,5	86,53	wichtige Bereiche
P5	0,25	0,25	2	0,8	25,96	bereits zertifiziert
P6	0,5	0,1	5	1,0	34,61	alle Bereiche
P8	1	0,5	2	2,0	69,22	Zertifizierung geplant
P9	0	0,5	5	2,5	86,53	alle Bereiche
P10	2	0,1	11	3,1	107,29	wichtige Bereiche
P13	3	2	11	25,0	865,25	Zertifizierung angedacht
P14	2	1,5	12	20,0	692,20	wichtige Bereiche
P15	1	0,3	5	2,5	86,53	alle Bereiche
P18	1	1	4	5,0	173,05	wichtige Bereiche
P20	5	3	0	5,0	173,05	wichtige Bereiche
P21	3	0	0	3,0	103,83	wichtige Bereiche
P26	1	0,5	5	3,5	121,14	wichtige Bereiche

Eine mögliche Erklärung für einen unterschiedlich hohen Arbeitsaufwand nach der Einführung könnte sich durch die Phase ergeben, in der sich die Praxen im QM-Prozess befinden. P2 befindet sich als einzige in der Phase „*Ich habe begonnen, das dbl-QMS einzuführen*" und P13 ebenfalls alleine in der Phase „*Das dbl-QMS habe ich komplett umgesetzt. Ich spiele jetzt mit dem Gedanken an eine Zertifizierung*".

Interessant ist, dass sich sowohl für P5 (zertifiziert) als auch P8 (Zertifizierung geplant) moderate Opportunitätskosten in Höhe von 25,96 Euro bzw. 69,22 Euro pro Woche ergeben. Scheinbar führt die konsequente Umsetzung des dbl-QMS für alle Bereiche und Prozesse der Praxis bis hin zur Zertifikationsreife zu niedrigeren Opportunitätskosten unter 100 Euro pro Woche. Die meiste Arbeitszeit wird von den Praxen eingesetzt, die das QMS bereits für die wichtigen Bereiche und Prozesse eingesetzt haben, aber noch nicht für alle. Eine Ausnahme stellt P13 dar: Hier erklären sich die sehr hohen Kosten vermutlich durch den vermehrten Arbeitsaufwand, um zur Zertifizierungsreife zu gelangen. Nach der Erhebung der Kostenseite folgen jetzt drei Fragen zum Nutzen von Qualitätsmanagement.

3.2.5 Antworten zu Ergebnissen der Einführung (Nutzenseite)

Die erste Frage (Frage 22) dieses Bereichs befasste sich mit der grundsätzlichen Funktion von QM in der logopädischen Praxis. Jeder Teilnehmer wurde gebeten, max. drei Hauptfunktionen aus der vorgegebenen Liste zu wählen oder ggf. eigene Ideen zu ergänzen (vgl. Abb. 3.8). Von der zweiten Möglichkeit machte kein Befragter Gebrauch. 73 % der Teilnehmer gaben an, dass die Arbeitsabläufe effizienter gestaltet werden sollen, gefolgt von der Orientierungshilfe für Mitarbeiter (54 %). Sowohl die Verbesserung der Behandlungsqualität als auch die Standardisierung der Praxisprozesse wurde von 46 % gewählt und die Verbesserung der Wirtschaftlichkeit nannten 42 %. Ausgewählt wurden die Unterstützung bei Marketingmaßnahmen von 27 % und die Senkung der Praxiskosten von 8 % aller Teilnehmer.

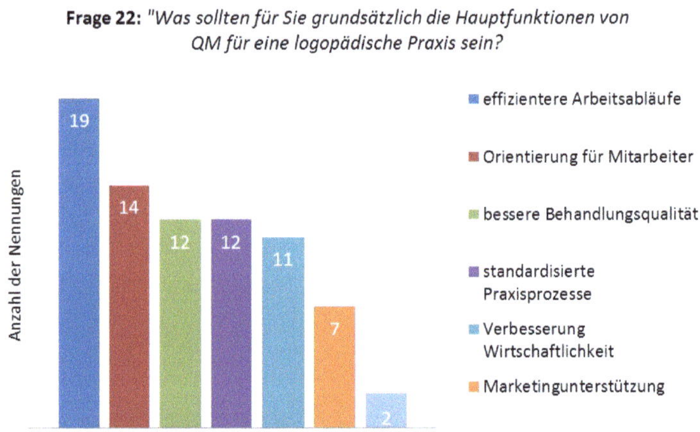

Abb. 3.8: Grundsätzliche Funktionen von QM in der logopädischen Praxis

Frage 23 geht auf die Nutzenseite für die eigene logopädische Praxis ein. Hier sollten die Probanden ähnlich wie bei Frage 16 die Aussagen auf einer fünfstufigen Skala bewerten (vgl. Abb. 3.9).

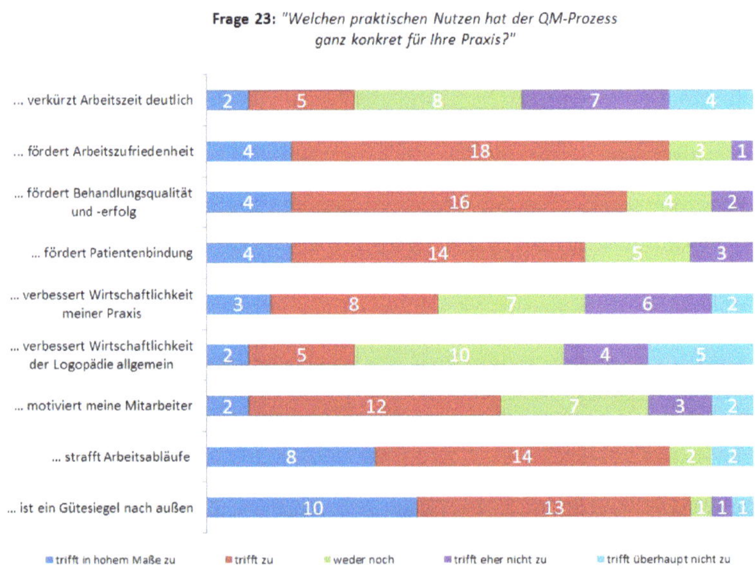

Abb. 3.9: Nutzen des dbl-QMS für die Teilnehmer

Für 27 % trifft die Aussage, dass die Arbeitszeit spürbar verkürzt wird, *„in hohem Maße zu"* oder *„trifft zu"*. Ein Drittel der Befragten wählte die neutrale Antwortkategorie, während 42 % mit *„trifft eher/überhaupt nicht zu"* antworteten. Die Arbeitszufriedenheit wurde für 85 % erhöht, hier gab nur ein Proband *„trifft eher nicht zu"* an und drei wählten *„weder noch"*. Ein weiterer Nutzen des dbl-QMS war für 77 % der Teilnehmer die Verbesserung der Behandlungsqualität und des Behandlungserfolgs. Von 8 % der Befragten wurde die Aussage mit *„weder noch"* bewertet und 8 % wählten *„trifft eher nicht zu"*.

Die Patientenbindung sahen 70 % durch das QMS gefördert, hier gaben 19 % *„weder noch"* und 12 % *„trifft eher nicht zu"* an. Bezüglich der Wirtschaftlichkeit der eigenen Praxis zeigte sich folgende Verteilung:

11 % wählten *„trifft in hohem Maße zu"*, 31 % *„trifft zu"*, 27 % *„weder noch"*, 23 % *„trifft eher nicht zu"* und 8 % *„trifft überhaupt nicht zu"*. Der Aussage, dass das QMS die Wirtschaftlichkeit der Logopädie allgemein verbessert, haben 35 % eher oder überhaupt nicht zugestimmt und 38 % wählten die neutrale Antwortkategorie aus. Insgesamt 27 % stimmten zu (8 % antworteten mit *„trifft in hohem Maße zu"* und 19 % mit *„trifft zu"*). Eine weitere Aussage bezog sich auf die Verbesserung der Motivation der Mitarbeiter. Hier gab mit 54 % über die Hälfte eine hohe Zustimmung oder Zustimmung an. 27 % wählten *„weder noch"* und 19 % entschieden sich für *„trifft eher/überhaupt nicht zu"*. Als nächstes folgte die Frage, ob das QMS die Arbeitsabläufe der Praxis strafft. Hier stimmten 85 % zu, 8 % wählten *„weder noch"* sowie *„trifft überhaupt nicht zu"*. Die letzte Aussage in diesem Fragenblock befasst sich mit dem QMS als Gütesiegel nach außen. Hier wurde von 50 % der Befragten angegeben, dass die Aussage zutrifft und weitere 38 % gaben *„trifft in hohem Maße zu"* an. Die Antwortmöglichkeiten *„weder noch"*, *„trifft eher nicht zu"* und *„trifft überhaupt nicht zu"* wurden jeweils einmal gewählt. Mit der Frage 24 endet der Bereich der Nutzenseite. Die Teilnehmer sollten hier angeben, wem gegenüber sie mit dem QMS die Güte ihrer Arbeit dokumentieren wollen. Es bestand die Möglichkeit, maximal drei Antworten auszuwählen oder eigene zusätzliche Gedanken einzubringen. 92 % der Teilnehmer wählten die Patienten und ebenso viele die Ärzte bzw. Zuweiser als Adressaten aus. 65 % der Befragten nannten die Krankenkassen bzw. Kostenträger und 23 % die eigenen Mitarbeiter. Keine Nennung entfiel auf den Berufsverband oder

andere Kollegen, außerdem wurde keine weitere Antwort ergänzt. In Abb. 3.10 wird die Verteilung visualisiert.

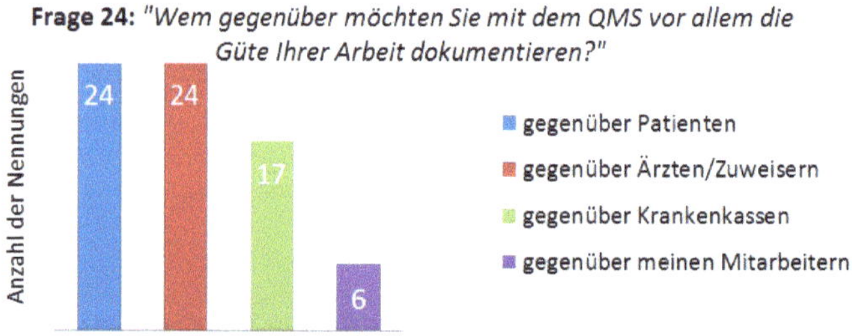

Abb. 3.10: Adressaten des QMS

Bei dieser Frage machten 19 der Teilnehmer davon Gebrauch, drei Antworten auswählen zu können. 15 von ihnen entschieden sich für *„Patienten, Ärzte und Krankenkassen"*, drei Befragte für *„Patienten, Ärzte und Mitarbeiter"* und einer für *„Patienten, Krankenkassen und Mitarbeiter"*. Die beiden Probanden, die nicht *„Patienten"* auswählten, gaben mit *„Krankenkassen"* und *„Ärzte"* zwei Antworten. Vier der Teilnehmer gaben mit *„Patienten"* und *„Ärzte"* zwei Antworten und der letzte Responder gab mit *„Patienten"* und *„Mitarbeiter"* ebenfalls zwei Antworten. Die gesamte Befragung schloss mit der Möglichkeit für die Teilnehmer, einen freien Text zu verfassen.

3.2.6 Freie Kommentare

Die Aufforderung lautete: *„Zum Abschluss haben Sie Gelegenheit, eigene Kommentare zum Thema Qualitätsmanagement in der logopädischen Praxis abzugeben. Was raten Sie z. B. anderen KollegInnen oder welche anderen Hinweise halten Sie für wichtig?"* 15 der 26 Probanden (58 %) nutzten diese Möglichkeit, einen eigenen Kommentar abzugeben. Neben kurzen Kommentaren wie z. B. *„QM ist unausweichlich"* gab es auch längere Ausführungen zu verschiedenen Themenbereichen. Analog zu den Studien der Stiftung Gesundheit werden die Antworten in drei Kategorien (positive Anmerkungen negative Anmerkungen und

Kommentare zur Umsetzung) eingeordnet. Sieben der freien Kommentare lassen sich als positive Anmerkungen bewerten. Diese Ausführungen befassten sich mit dem Nutzen des QMS. Dabei wurden z. B. die Checklisten und Prozessbeschreibungen als hilfreich genannt, ebenso die Notwendigkeit, während der Einführung die eigenen Abläufe überdenken und bewerten zu müssen. Die durch das QMS entstehende Struktur würde eine effizientere Arbeit ermöglichen.

Genauso häufig wie der Nutzen wurden allerdings auch die Kosten thematisiert. Insgesamt wurden hierzu von acht Respondern negative Kommentare abgegeben. Es wurde vor allem der sehr hohe Zeitaufwand kritisiert. Als Hauptkostenfaktor werden die Erlösausfälle angegeben, sodass der Kosten-Nutzen-Aufwand als nicht stimmig bezeichnet wird. Außerdem scheint das QMS bei einigen Befragten einen Mehraufwand zu erzeugen durch veränderte (aufwendigere) Prozesse, z. B. bei der Einarbeitung neuer Mitarbeiter. Fünf freie Kommentare wurden der Kategorie Umsetzung zugeordnet. Der im Prinzip gute Ansatz sei zu bürokratisch und der Schwerpunkt liege auf Formalien. Vor allem die Erstellung des Handbuchs wurde als aufwendig und nicht gut angeleitet empfunden. Viele Dinge seien überflüssig, dabei käme die tatsächliche Betrachtung der Qualität der logopädischen Arbeit am und mit dem Patienten zu kurz bzw. sei mit diesem System nicht nachweisbar.

Zwei Kommentatoren rieten von der Einführung eines QMS ab, solange keine finanzielle Veränderung bzw. Beteiligung der Krankenkassen gegeben sei. Vor allem die regelmäßige Rezertifizierung sei ohne Beteiligung der Kostenträger nicht zumutbar. Außerdem koste die Umsetzung im Alltag viel Zeit und Energie und sei neben dem normalen Praxisablauf nicht zu leisten. Genauso gibt es klare Befürworter von QM. Neben dem Hinweis, dass die bereits bestehende Verpflichtung zum QM vielen Logopäden gar nicht klar sei, wurde sogar eine Verpflichtung zur Einführung eines QMS gefordert. Ebenso wird unterschiedliche Vergütung zwischen zertifizierten und nicht zertifizierten Praxen gewünscht.

Ein besonderes Thema ist die Zertifizierung. Hier werden die Kosten als deutlich zu hoch beurteilt, da sie scheinbar auf gleichem Niveau wie für eine Arztpraxis liegen, ohne dass ein Logopäde auch nur einen annähernd ähnlichen Verdienst erreicht. Hingewiesen wurde auf die kostenlose QM-Software der Kinder- und Jugendpsychologen. Ein Kommentator äußerte sich auch zur Befragung und wies auf methodische Schwächen hin, die die Aussagekraft infrage stellen würden. Vor allem die Verwendung einer fünfstufigen Likert-Skala sei schwierig, ebenso die Vermischung von Fragen nach dem Referenten und Fragen nach dem Anbieter.

Nachdem die Antworten zu den einzelnen Fragen dargestellt wurden, erfolgen im nächsten Kapitel eine erste Interpretation und der Vergleich mit den Ergebnissen der Studien der Stiftung Gesundheit.

3.3 Vergleich mit den Studien der Stiftung Gesundheit

Auch wenn der vorliegende Fragebogen auf die Zielgruppe der Logopäden angepasst wurde, scheint ein Vergleich der Ergebnisse mit jenen der genannten Studien der Stiftung Gesundheit in Teilbereichen möglich. Allerdings erfolgt der Vergleich rein deskriptiv, da aufgrund der geringen Gruppengröße der vorliegenden Befragung eine statistische Bewertung nicht möglich ist.

3.3.1 Vergleich: Rücklaufquote und soziodemografische Daten

Von der Stiftung Gesundheit wurde die Aufforderung zur Teilnahme 2007 an 15.383 Ärzte und 2008 an 30.149 Ärzte versandt. Teilgenommen haben 2007 insgesamt 787 Probanden (5,1 %) und 2008 antworteten 1.242 Ärzte (4,2 %) (vgl. Stiftung Gesundheit, 2007, S. 6; Stiftung Gesundheit, 2008, S. 4).

Die Rücklaufquote lag bei der vorliegenden Untersuchung bei 11,8 %, und somit deutlich höher als bei den Ärzten. Eine Erklärung findet sich vermutlich in den unterschiedlichen Zielgruppen. Die Logopäden hatten bereits die QM-Schulung des dbl durchlaufen, während nur Teile der Ärzteschaft bis dato eine Fortbildung besucht hatte. Somit könnte ein höheres Interesse der befragten Logopäden an QM allgemein und an dem dbl-QMS speziell vorgelegen haben.

Die soziodemografischen Daten lassen sich nur bedingt vergleichen. Bei den Ärzten lag zur Auswertung eine Strukturdatenbank vor, sodass die Merkmale der Grundgesamtheit bekannt waren. Dagegen gibt es eine solche Datenbasis für die Logopäden nicht. Die erhobenen Angaben zur Fachrichtung bei den Ärzten können ebenfalls nicht auf die Logopäden übertragen werden. Eine Abfrage nach der Anzahl der Mitarbeiter erfolgte bei den Ärzten nicht, sodass auch hier kein Vergleich möglich ist. Auffällig ist allerdings, dass bei den Ärzten 2007 eine *„deutliche Überrepräsentation der Jüngeren und eine entsprechende Unterrepräsentation der Älteren"* (Stiftung Gesundheit, 2007, S. 8) zu bemerken war. Bei der Befragung der logopädischen Praxisinhaber lag der Median bei 47 Jahren, obwohl vermutlich aufgrund der Entwicklung der Ausbildungs- und Mitgliederzahlen das typische dbl-Mitglied zwischen 30 und 40 Jahre alt sein dürfte. Bei der vorliegenden Befragung lässt sich keine Tendenz ablesen, es waren jüngere genauso wie ältere Logopäden beteiligt.

3.3.2 Vergleich: Wissen über Qualitätsmanagement

Die Frage nach dem Informationsstand lässt sich nicht vergleichen, da die Logopäden alle an der dbl-Schulung teilgenommen hatten und daher die Antwort „*noch nicht informiert*" für sie nicht möglich war. Vergleichbar sind dagegen die Aussagen zu den Informationsquellen (vgl. Abb. 3.11).

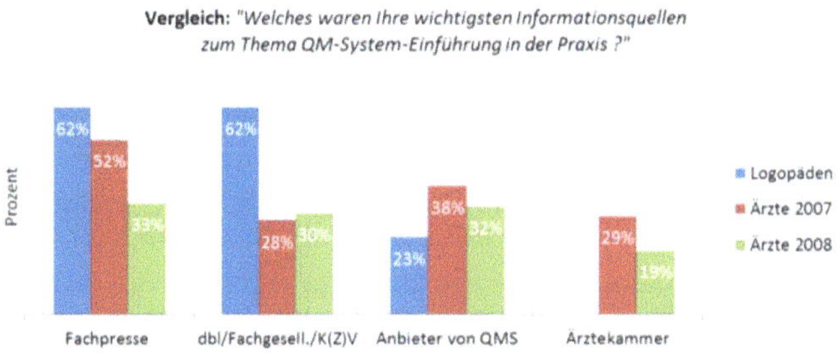

Abb. 3.11: Informationsquellen zu QMS im Vergleich

Ebenso wie von den Ärzten die Fachpresse 2007 mit 52 % und 2008 mit 33 % als wichtigste Quelle genannt wurde, nimmt auch für die Logopäden das Forum Logopädie diese Vorrangstellung ein (62 %). Als zweitwichtigste Quelle wurden 2007 von 32 % der Ärzte die Anbieter von QMS bezeichnet, die bei den Logopäden den dritten Platz einnehmen. Dieses Bild verschiebt sich 2008, hier geben 30 % der Ärzte die KVen und Fachgesellschaften an, während die Dienstleister 32 % erreichen. Somit stellen Fachpresse, Anbieter von QM-Systemen, Fachgesellschaften und KVen für die Ärzteschaft gleichrangige Informationsquellen dar, während die Logopäden neben der Fachpresse vor allem die dbl-Verbandsinformationen mit ebenfalls 62 % benennen. Auch bei den QMS, die prinzipiell bekannt sind, zeigte sich Übereinstimmung. Sowohl 86 % der Ärzte als auch 81 % der Logopäden kennen die DIN ISO 9000 ff-Normenreihe. Am bekanntesten war wie erwartet für die Logopäden das dbl-QMS, bei den Ärzten gaben 2007 nur 30 % an, das verbandsinterne System QEP zu kennen. Ein Jahr später erhöhte sich diese Zahl auf 54 % der befragten Ärzte. Die dritthäufigste Nennung mit 19 % der Logopäden war EFQM, bei den Ärzten waren es 28 % bzw. 23 %. Somit scheint die DIN ISO-Reihe als Basis für viele Systeme den meisten bekannt zu sein, dann folgen bereits die Systeme der Verbände (vgl. Stiftung Gesundheit, 2007, S. 10 f.; Stiftung Gesundheit, 2008, S. 8 f.).

3.3.3 Vergleich: Einführung des QMS in der eigenen Praxis

Ebenso wie die Ärzte wurden auch die Logopäden zu den Entscheidungsgründen für das eingesetzte QMS befragt. Als Hauptgrund gaben die Ärzte sowohl 2007 (56 %) als auch 2008 (46 %) die Eignung für die eigene Praxis an (vgl. Stiftung Gesundheit, 2007, S. 13; Stiftung Gesundheit, 2008, S. 11). Dies deckt sich mit dem wichtigsten Grund der Logopäden (100 %): *„speziell für logopädische Praxen entwickelt"*. Die Anbindung an den Berufsverband ist für die Logopäden mit 62 % der zweitwichtigste Grund, dieser wurde so bei den Ärzten nicht abgefragt. Kostengründe wurden dann von 45 % der Ärzte an dritter Stelle genannt. Auch bei den Logopäden stehen die Kosten an dritter Stelle, wurden allerdings als Antwortkategorie nur von 12 % gewählt. Die Frage nach dem Datum der Schulungen ist nicht vergleichbar aufgrund der unterschiedlichen Zielgruppe und Organisationsformen. Bedingt vergleichen lässt sich die Phase der Implementierung, in der sich die Befragten befanden. Von den Logopäden hatten alle an den Schulungen teilgenommen, und drei Praxen (15 %) waren auf dem Wege zur Zertifizierung bzw. bereits zertifiziert. Bei den Ärzten zeichnete sich 2007 ein ähnliches Bild ab, hier waren 19 % zertifiziert oder auf dem Wege dazu, für 2008 lagen keine Angaben vor (vgl. Stiftung Gesundheit, 2007, S. 12).

Bei der Frage nach der Zufriedenheit mit dem Dienstleister zeigen sich ebenfalls große Übereinstimmungen zwischen den beiden Gruppen. Von den Ärzten waren 2007 bereits 73 % und 2008 dann 80 % *„sehr gut"* oder *„gut"* mit dem Dienstleister zufrieden, genauso haben die Logopäden geantwortet. Somit scheinen die Dienstleister in diesem Bereich eine hohe Kundenorientierung aufzuweisen (vgl. Stiftung Gesundheit, 2007, S. 14; Stiftung Gesundheit, 2008, S. 12). In Abb. 3.12 und 3.13 werden weitere Antworten auf ausgewählte Fragen bezüglich der QMS und der Anbieter gegenübergestellt.

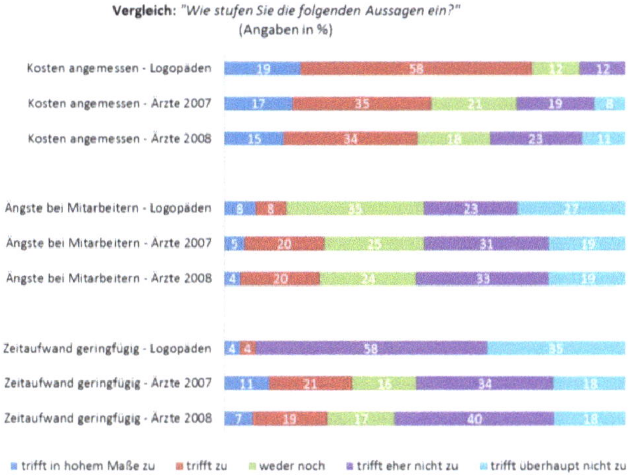

Abb. 3.12: Vergleich der Aussagen zum Dienstleister I

24 % der Logopäden fanden die Kosten für das QMS nicht angemessen, bei den Ärzten gaben 26 % (2007) bzw. 34 % (2008) der Befragten diese Einschätzung ab (vgl. Stiftung Gesundheit, 2007, S. 15; Stiftung Gesundheit, 2008, S. 12). Die Antworten auf die Frage, ob der QM-Prozess Ängste bei den Mitarbeitern ausgelöst habe, zeigen, dass bei logopädischen Mitarbeitern weniger Befürchtungen bestanden als bei denen der Ärzte. Diese gaben mit 24 % bzw. 25 % in beiden Jahren an, dass Ängste ausgelöst wurden, dagegen liegt der Wert bei den Logopäden bei 16 % (vgl. Stiftung Gesundheit, 2007, S. 15; Stiftung Gesundheit, 2008, S. 12). Auffällig ist, dass die Logopäden den Zeitaufwand für das QMS deutlich kritischer einschätzen als die Ärzte. 93 % der Logopäden wählten *„trifft eher/überhaupt nicht zu“* bei der Frage, ob der Zeitaufwand geringfügig sei. Die entsprechenden Antwortkategorien wählten die Ärzte 2007 zu 52 % und 2008 zu 58 % aus. Eine mögliche Ursache könnte die bereits hohe Dokumentationsverpflichtung in den ärztlichen Praxen sein, die durch das QM nicht spürbar heraufgesetzt wird. Andere Erklärungen wären die Verteilung des Zeitaufwands auf die Mitarbeiter in der Arztpraxis oder die unterschiedliche Struktur bzw. Umsetzung des QMS (vgl. Stiftung Gesundheit, 2007, S. 15; Stiftung Gesundheit, 2008, S. 12). Prägnante Unterschiede ergeben sich bei zwei weiteren Fragen (vgl. Abb. 3.13).

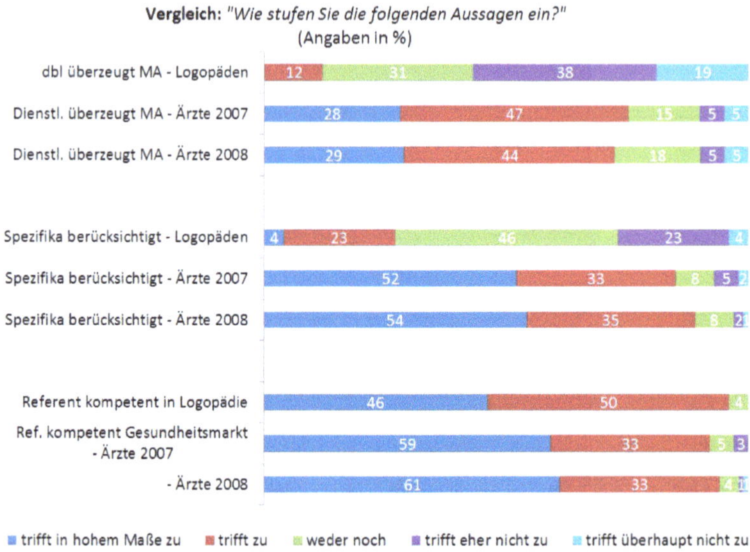

Abb. 3.13: Vergleich der Aussagen zum Dienstleister II

Während die Dienstleister im ärztlichen Bereich die Praxismitarbeiter im Blick zu haben scheinen und hier zu 75 % (2007) bzw. 73 % (2008) Überzeugungsarbeit leisten, geben nur 12 % der Logopäden an, dass die Aussage zutrifft. Auch die Spezifika der Praxis werden bei den Ärzten in hohem Maße (85 % bzw. 89 %) berücksichtigt, während nur 27 % der Logopäden angeben, dass die eigenen Belange gesehen wurden. Dabei scheint die Qualifikation der Referenten in den spezifischen Bereichen ähnlich wahrgenommen zu werden (vgl. Stiftung Gesundheit, 2007, S. 15; Stiftung Gesundheit, 2008, S. 12). Vielleicht lassen sich die Unterschiede bei der Beurteilung des notwendigen Zeitaufwands auch damit erklären, dass im Bereich der Logopädie die Anpassung an die Praxisbelange selbst vorgenommen werden musste. Somit war der Aufwand sowohl für interne Mitarbeiterschulungen als auch für die Umsetzung von Spezifika für die Logopäden vermutlich höher als bei den Ärzten.

3.3.4 Vergleich: Ergebnisse der Einführung Kostenseite

Die Erhebung der Kosten erfolgte in den Studien der Stiftung Gesundheit ebenso wie in der Befragung der Logopäden getrennt nach der Implementierungs- und der Alltagsphase. In Tab. 3.9 werden die direkten Kosten während der Implementierungsphase gegenübergestellt, wobei die Studie der Stiftung Gesundheit 2007 zwischen Kosten für den Dienstleister, sonstigen Kosten und für die Zertifizierung unterschieden, aber Durchschnittswerte über alle QMS-Anbieter gebildet hat.

Tab. 3.9: Vergleich der direkten Kosten 2007

	Kosten					
	Dienstleister Schulung		sonstige		Zertifizierung	
	Logopäden	Ärzte 2007	Logopäden	Ärzte 2007	Logopäden	Ärzte 2007
Mittelwert	785 €	3.930 €	288 €	840 €	1.100 €	1.190 €
Minimum	500 €	50 €	50 €	10 €	1.000 €	10 €
Maximum	1.300 €	20.000 €	1.500 €	20.000 €	1.200 €	20.000 €

Die Gesamtkosten für die drei Bereiche betragen nach diesen Angaben für einen Arzt im Durchschnitt 5.960 Euro und für einen Logopäden 2.173 Euro. Allerdings ist der Range bei den Ärzten vermutlich durch die größere Vielfalt der Anbieter sehr viel höher. Die höchsten Kosten entstanden den Ärzten bei der Einführung der DIN ISO mit ca. 20.000 Euro, deutlich niedrigere Werte wurden für QEP mit durchschnittlich 850 Euro angegeben (vgl. Stiftung Gesundheit, 2007, S. 16). Für den Vergleich sind vor allem die Kosten von QEP interessant, da es sich um ein vergleichbares QMS handelt. Daher werden in der Folge nur diese Angaben genannt. Im Jahr 2008 stellen sich die Angaben für QEP wie in Tab. 3.10 aufgezeigt dar, sodass hier Gesamtkosten für Logopäden in Höhe von 2.173 Euro entsprechenden Kosten für einen Arzt in Höhe von 3.200 Euro gegenüberstehen.

Tab. 3.10: Vergleich der direkten Kosten 2008

	Gesamtkosten		sonstige Kosten		Zertifizierung	
	Logopäden	Ärzte 2008 QEP	Logopäden	Ärzte 2008 QEP	Logopäden	Ärzte 2008 QEP
Mittelwert	785 €	1.330 €	288 €	620 €	1.100 €	1.250 €

Somit fallen bei der Implementierung eines vergleichbaren QMS bei Logopäden im Vergleich durchschnittlich um ca. 1.000 Euro niedrigere Kosten an. Ebenso lassen sich die Kosten vergleichen, die im laufenden Betrieb entstehen, nachdem das QMS eingeführt wurde. Es zeigt sich, dass Ausgaben in ähnlicher Höhe zu verzeichnen sind (vgl. Tab. 3.11).

Tab. 3.11: Vergleich der laufenden direkten Kosten

	laufende Kosten		
	Logopäden	Ärzte 2007	Ärzte QEP 2008
Durchschnitt pro Monat	144 €	160 €	160 €

Weitere wichtige Kosten entstehen als Opportunitätskosten durch die Bindung der Arbeitszeit des Praxisinhabers und der Mitarbeiter. Die Einführungsphase dauerte bei den Logopäden bis zu 100 Wochen, wobei sich eine durchschnittliche Dauer von 28 Wochen ergab. Für die Implementierung von QEP wurden 2008 durchschnittlich 46 Wochen benötigt (ohne Angabe des Ranges) (vgl. Stiftung Gesundheit, 2008, S. 14). Die Zahlen der Stiftung Gesundheit für QEP sind in der Tab. 3.12 den erhobenen Zahlen der Logopäden gegenübergestellt. Dabei zeigt sich, dass der Zeiteinsatz in den beiden Bereichen deutlich abweicht.

Tab. 3.12: Vergleich des Arbeitsaufwands Praxisinhaber und Mitarbeiter

	Implementierung				Alltag			
	Praxisinhaber		Mitarbeiter		Praxisinhaber		Mitarbeiter	
	Logopäden	Ärzte 2008 QEP	Logopäden	Ärzte 2008 QEP	Logopäden	Ärzte 2008 QEP	Logopäden	Ärzte 2008 QEP
Std./Woche	5,27	3,6	1,27	5,1	2,65	2,2	0,75	2,5

Während die logopädischen Praxisinhaber mit 5,27 Stunden pro Woche während der Implementierung und 2,65 Stunden pro Woche im Alltag ca. dreimal so viel Zeit einsetzten wie die Mitarbeiter, ist das Verhältnis in den Arztpraxen umgekehrt. Hier haben während der Implementierung die Mitarbeiter zwei Stunden pro Woche mehr an Arbeitszeit einzusetzen, im Alltag gleichen sich die Zeiten allerdings an. Scheinbar trägt die Last der Umsetzung des QMS in der Logopädie hauptsächlich der Praxisinhaber. Ein Vergleich der Opportunitätskosten ist nicht sinnvoll, da sich die Einnahmesituation einer Arztpraxis prinzipiell deutlich von der einer logopädischen Praxis unterscheidet. Daher wird hier auf die Berechnung für die Ärzte verzichtet.

3.3.5 Vergleich: Ergebnisse der Einführung Nutzenseite

Die grundsätzlichen Hauptfunktionen eines QMS sehen sowohl die Logopäden (73 %) als auch die Ärzte (2007 und 2008 jeweils 85 %) zuallererst in der effizienteren Gestaltung der Arbeitsabläufe und in einer Hilfe zur Orientierung für die Mitarbeiter (vgl. Abb. 3.14).

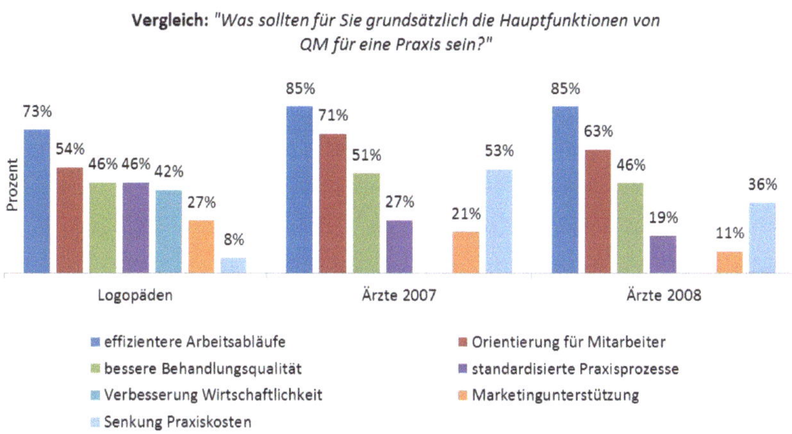

Abb. 3.14: Vergleich der Hauptfunktionen von QM

An dritter Stelle nennen die Ärzte dann 2007 mit 53 % die Senkung der Praxiskosten, während diese Antwortkategorie 2008 noch von 36 % der Ärzte und später nur von 8 % der Logopäden angegeben wurde. Allerdings gaben 42 % der Logopäden an, dass eine Funktion die Verbesserung der Wirtschaftlichkeit der Praxis sein sollte. Diese Frage wurde bei den Ärzten nicht gestellt, hier lautete eine weitere Auswahlmöglichkeit, dass Stellen eingespart werden (2007: 9 % und 2008: 3 %) (vgl. Stiftung Gesundheit, 2007, S. 18; Stiftung Gesundheit, 2008, S. 16). Bei einer Kumulation der beiden Fragen „*Wirtschaftlichkeit und Kosten senken*" ergibt sich für die Logopäden ein Wert von 50 % und bei den Ärzten für die beiden Fragen „*Kosten senken und Stellen einsparen*" ein Wert von 62 % (2007) bzw. 39 % (2008). Die Bedeutung der Verbesserung der wirtschaftlichen Situation als Hauptfunktion eines QMS scheint für die Ärzte 2008 nicht mehr so stark gegeben gewesen zu sein wie im Vorjahr. Ähnlich bewertet werden die prinzipiellen Funktionen des QMS bezüglich der Verbesserung der Behandlungsqualität (Logopäden: 46 %, Ärzte 2007: 51 %, Ärzte 2008: 46 %). Die Standardisierung der Praxisprozesse erscheint den Logopäden mit 46 % deutlich wichtiger als den Ärzten mit 27 % (2007) bzw. 19 % (2008). Selten genannt wurde die Funktion der Marketingunterstützung in allen drei Befragungsgruppen. Über ein Viertel der Logopäden wählten diese Antwortkategorie, während es bei den Ärzten 2007 jeder Fünfte und 2008 nur noch jeder Zehnte ist (vgl. Stiftung Gesundheit, 2007, S. 18; Stiftung Gesundheit, 2008, S. 16). In den Abbildungen 3.15 bis 3.17 wird der tatsächliche Nutzen gegenübergestellt, den die Befragten für ihre Praxen und Prozesse sehen.

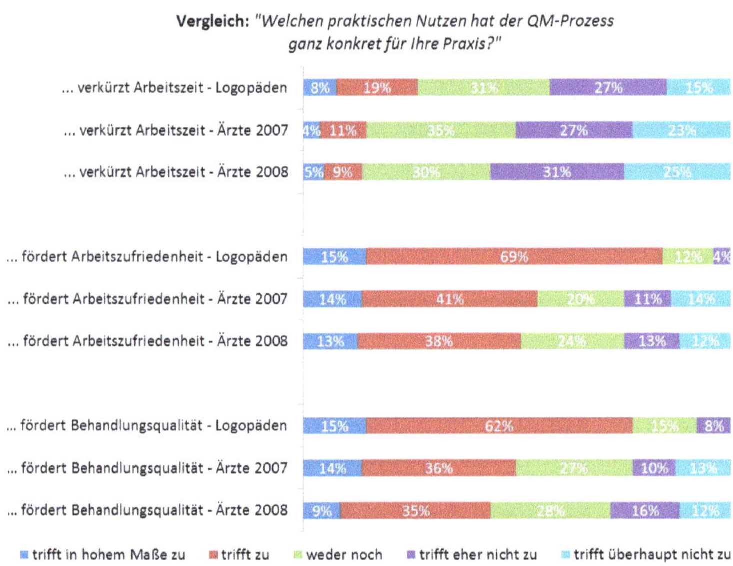

Abb. 3.15: Vergleich praktischer Nutzen I

In Abb. 3.15 zeigt sich, dass die Logopäden einen höheren Effekt auf die eigene Arbeitszeit erkennen, obwohl sie nach den vorher genannten Zahlen im Kostenbereich deutlich mehr belastet erscheinen als die Ärzte. 27 % der Logopäden geben im Vergleich zu 14 % bzw. 15 % der Ärzte eine verkürzte Arbeitszeit an. Die Zahl der Praxisinhaber, die keinen Effekt auf die Arbeitszeit bemerken, ist mit einem guten Drittel bei den Gruppen gleich. 2007 gaben 50 % und 2008 über die Hälfte der Ärzte an (56 %), dass die Einführung des QMS nicht/überhaupt nicht zu einer Arbeitszeitverkürzung geführt hat. Bei den Logopäden ergibt sich ein Wert von 32 %. Die klaren Auswirkungen auf die Arbeitszufriedenheit der Logopäden, die 84 % angeben, finden sich deutlich weniger ausgeprägt im ärztlichen Bereich wieder. Hier liegen die Zahlen 2007 bei 55 % und 2008 bei 51 %. Ähnliche Tendenzen zeigen sich bei der Bewertung der Behandlungsqualität, die vermutlich ihren Teil zur Einschätzung der Arbeitszufriedenheit beigetragen hat. 72 % der Logopäden geben eine verbesserte Behandlungsqualität an, bei den Ärzten fällt die Beurteilung mit 50 % (2007) bzw. 44 % (2008) weniger deutlich aus. Immerhin gibt auch die Hälfte der Ärzte eine positive Auswirkung auf die Qualität der Behandlung an (vgl. Stiftung Gesundheit, 2007, S. 18; Stiftung Gesundheit, 2008, S. 15).

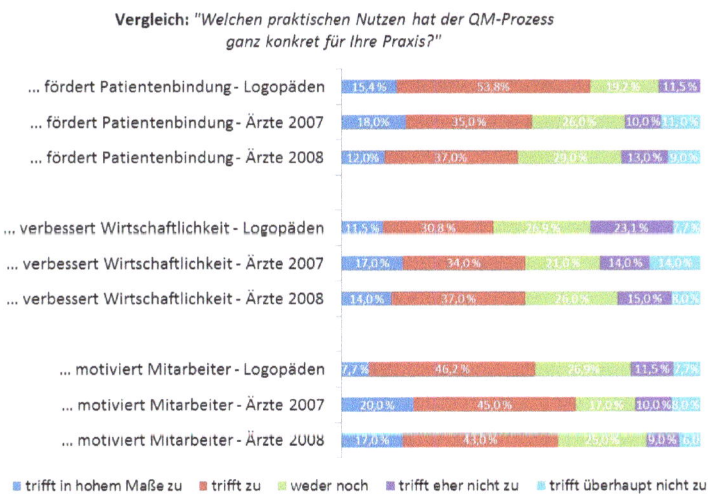

Abb. 3.16: Vergleich praktischer Nutzen II

Abb. 3.16 zeigt, dass der Nutzen auch in Bezug auf die Patientenbindung von den Logopäden mit 69 % deutlich höher bewertet wird als von den Ärzten mit 53 % (2007) bzw. 49 % (2008), wobei damit auch im ärztlichen Bereich die Hälfte aller Befragten eine Verbesserung der Patientenbindung angegeben haben. Die Auswirkung auf die Wirtschaftlichkeit der Praxis wird von Ärzten tendenziell höher bewertet als von den Logopäden, hier gaben in beiden Jahren 51 % der Befragten eine Verbesserung an, während 43 % der Logopäden zu einer gleichen Einschätzung kommen. Die Bewertung *„trifft nicht/überhaupt nicht zu"* wird mit 32 % von einem Drittel der Logopäden getroffen und 28 % bzw. 23 % der Ärzte. Ebenso wie die Logopäden vermerken auch die Ärzte einen klaren Motivationsschub durch das QMS für die Mitarbeiter. Hier scheinen die Auswirkungen auf ärztliche Mitarbeiter mit 65 % bzw. 60 % sehr deutlich zu sein, bei den Logopäden benennen 54 % ebenfalls eine erhöhte Motivation des Teams. Die Frage, ob das QM ein Gütesiegel nach außen darstellt, wurde nur in der Studie der Stiftung Gesundheit 2008 gestellt, sodass in Abb. 3.17 nur zwei Ergebnisse verglichen werden.

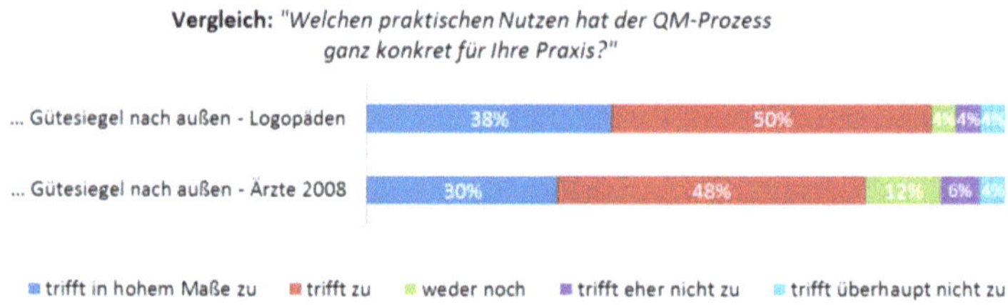
Vergleich: "Welchen praktischen Nutzen hat der QM-Prozess ganz konkret für Ihre Praxis?"
... Gütesiegel nach außen - Logopäden
38%
50%
4%
4%
4%
... Gütesiegel nach außen - Ärzte 2008
30%
48%
12%
6%
4%
trifft in hohem Maße zu
trifft zu
weder noch
trifft eher nicht zu
trifft überhaupt nicht zu
Abb. 3.17: Vergleich praktischer Nutzen III

Es wird deutlich, dass die Einführung eines QMS übereinstimmend als Gütesiegel nach außen wahrgenommen wird, wobei hier die Logopäden noch klarer die Aussage bestätigen. Hier schließt sich die Frage an, wem gegenüber die Güte dokumentiert werden soll. Wie in Abb. 3.18 zu sehen ist, nennen sowohl die Logopäden als auch die Ärzte als wichtigste Adressaten die Patienten. Genauso wichtig sind für Logopäden die Zuweiser, während bei den Ärzten 51 % bzw. 68 % als zweite wichtige Empfängergruppe die Krankenkassen genannt haben. Diese sind für die Logopäden mit einem ähnlichen Wert von 65 % die dritthäufigste Zielgruppe. Auffällig ist, dass die Mitarbeiter von den Ärzten deutlich häufiger gewählt wurden als von den Logopäden.

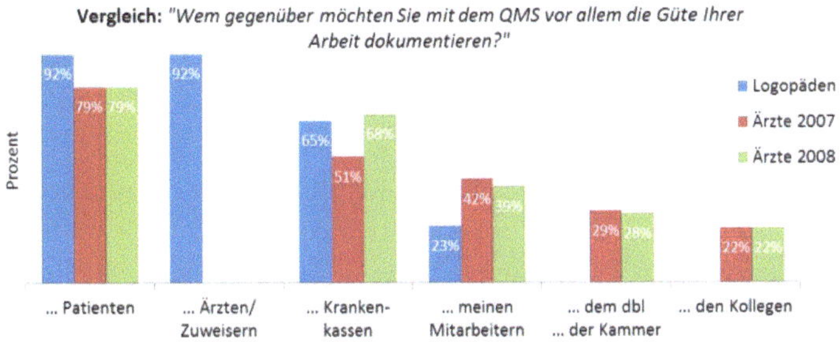

Abb. 3.18: Vergleich Adressaten des QMS

Die Dokumentation der Güte gegenüber Kollegen und auch gegenüber dem Berufsverband ist für Logopäden nicht relevant, dagegen für die Ärzte schon. Hier spielt vermutlich die Tatsache hinein, dass Überweisungen bzw. Konsultationen für Ärzte wichtig sind und daher hier die Reputation auch in dieser Wirkrichtung gepflegt werden soll (vgl. Stiftung Gesundheit, 2007, S. 18; Stiftung Gesundheit, 2008, S. 16).

3.3.6 Vergleich: Freie Kommentare

Ebenso wie die Logopäden erhielten auch die Ärzte bei den Befragungen die Möglichkeit, freie Kommentare abzugeben. Im Jahr 2008 gaben mit 43,41 % deutlich mehr Befragte eigene Hinweise ab als 2007 mit 21,34 %. Im Rahmen der vorliegenden Befragung nutzen 57,69 % der Logopäden diese Möglichkeit. Da sich in den zugänglichen Veröffentlichungen der Stiftung Gesundheit die Kommentare von 2007 und 2008 wortgleich decken, wird hier nur auf die Anmerkungen von 2007 eingegangen. In den Studien der Stiftung Gesundheit werden die Anmerkungen in drei Kategorien (positive Anmerkungen, negative Anmerkungen, Kommentare zur Umsetzung) eingeteilt, die sich ebenso in den Kommentaren der Logopäden wiederfinden. Genau wie bei den Logopäden wurde von einigen Respondern die positive Wirkung eines QMS auf die eigene Arbeit herausgestellt. Es überwogen aber die negativen Kommentare, die die Einführung eines QMS als *„lästige Pflichtveranstaltung"* (vgl. Stiftung Gesundheit, 2007, S. 20) bezeichneten. Dazu passen die Ausführungen der Logopäden, die den hohen Zeitaufwand und die hohe Formalisierung des QMS kritisieren.

Die häufigsten Hinweise der Ärzte bezogen sich allerdings auf die tatsächliche Umsetzung in der Praxis, z. B. dass der Anbieter sorgfältig ausgewählt werden sollte, ein Werkvertrag wichtig sei und dass das Team frühzeitig involviert werden müsste (vgl. Stiftung Gesundheit, 2007, S. 20). Solche Anmerkungen sind in der Befragung der Logopäden nicht zu finden.

Dagegen geben die Logopäden Ratschläge, ein QMS erst einzuführen, wenn die Kostenbeteiligung der Krankenkassen geklärt sei oder andere monetäre Vorteile zu verzeichnen seien. Da die kommende gesetzliche Verpflichtung für die Ärzte zum Zeitpunkt der Befragungen bereits feststand, gab es solche Anmerkungen hier nicht. Auch methodische Kritik an den Studien zu den Ärzten findet sich in den Veröffentlichungen nicht. Da die Kommentare der Ärzte nicht im Original, sondern nur in der Zusammenfassung der Veröffentlichung vorliegen, wird auf eine vergleichende Inhaltsanalyse verzichtet.

4 Bewertung von Kosten und Nutzen des dbl-QMS aus Sicht der Teilnehmer

In diesem Kapitel werden die Ergebnisse der Befragung zusammenfassend dargestellt, um dann die Forschungshypothesen bewerten zu können. Die Rücklaufquote war mit knapp 12 % bei den Logopäden deutlich besser als bei den Ärzten (5 %). Mögliche Gründe könnten die engere Bindung an den Berufsverband oder ein größeres Interesse für das Thema sein, da alle befragten Logopäden an den dbl-QMS-Schulungen teilgenommen hatten.

Eine Aussage darüber, wie gut die Probanden die Grundgesamtheit der logopädischen Praxisinhaber repräsentieren, ist nicht möglich, da hierzu keine gesicherte Datenbasis vorliegt. Als günstig erscheint, dass sowohl die Gründungsdaten der Praxen als auch die Altersangaben der Inhaber eine große Bandbreite abdecken. Somit nahmen sowohl ältere als auch junge Logopäden teil. Ebenso sind alle Organisationsformen wie Einzel- oder Gemeinschaftspraxen, Praxengemeinschaften und weitere Arten vertreten. Die größte Gruppe stellen die Einzelpraxen, die auch in der Grundgesamtheit als häufigste Niederlassungsform zu beobachten sind. Auch die Anzahl der Mitarbeiter in den Praxen scheint die Realität gut abzubilden: Sie reicht von null bis zu zwölf Mitarbeiter, wobei der Mittelwert bei vier liegt. Allerdings gibt es hierzu ebenfalls keine belastbaren Orientierungszahlen der Grundgesamtheit.

Auffällig ist, dass unter den Teilnehmenden nur eine Praxis aus einem östlichen Bundesland teilgenommen hat (Mecklenburg-Vorpommern). Eine Erklärung könnte neben der deutlich geringeren Praxisdichte in den neuen Ländern die andere Versorgungsstruktur in der ehemaligen Deutschen Demokratischen Republik sein. Bis zur Wiedervereinigung 1989 erfolgte die Versorgung der Bevölkerung mit logopädischen Leistungen in institutioneller Einbettung, z. B. in Kindertagesstätten, Schulen oder im Rahmen von Polikliniken sowie Ambulatorien. Praxen nach westlichem Vorbild gründeten sich erst nach 1990. Bis heute ist die Vergütung deutlich schlechter und die wirtschaftliche Lage vermutlich angespannter als bei den Logopäden in den alten Bundesländern. Die Frage, ob die Anbindung der ostdeutschen Logopäden an den Berufsverband historisch bedingt weniger ausgeprägt ist, lässt sich im Rahmen dieser Arbeit nicht beantworten. Als Resultat der genannten Gründe könnte die Beschäftigung mit Qualitätsmanagement neben dem Praxisalltag in den neuen Bundesländern schwieriger sein. Bei der teilnehmenden Praxis aus Mecklenburg-Vorpommern handelte es sich um eine Einzelpraxis ohne Mitarbeiter. Die

Angaben dieser Praxis befanden sich bei allen Fragen im mittleren Bereich, sodass sie nicht isoliert betrachtet werden. Ursache für die überproportionale Beteiligung von Männern an der Erhebung (in Bezug zur Normalverteilung der Geschlechter innerhalb der Berufsgruppe, vgl. Kap. 3.3.1) könnte die höhere Technikaffinität der männlichen Logopäden sein, die eher an einer Onlinebefragung teilnehmen, oder ein größeres Interesse an dem Thema Qualitätsmanagement. Da die männlichen Teilnehmer sowohl viele als auch wenige Mitarbeiter hatten, unterschiedliche Organisationsformen (Einzel- oder Gemeinschaftspraxis wie auch eine Praxengemeinschaft) vorlagen und die Praxen in verschiedenen Bundesländern angesiedelt waren, scheint es nicht notwendig, diese Gruppe speziell auszuwerten.

Die wichtigste Quelle für Wissen um QM stellte der dbl mit seinen Veröffentlichungen und Informationsveranstaltungen dar. Dies findet sich analog auch im ärztlichen Bereich wieder. Somit erscheint die enge Anbindung des QMS an den Verband sinnvoll und entspricht den Wünschen der Befragten. Vorteilhaft ist hierbei, dass aktuelle berufspolitische Entwicklungen bedacht werden können und dass der dbl als Interessensvertretung der Logopäden und Vertragspartner der Krankenkassenverbände bei Verhandlungen über QM im Sinne der Selbstverwaltung gehört wird. Gerade für eine kleine Berufsgruppe wie die Logopäden ist es wichtig, berufsspezifische Besonderheiten zu berücksichtigen und gezielte Schulungen anzubieten.

Der Zeitpunkt der Teilnahme an den beiden Schulungen reichte von 2006 bis 2013, sodass alle Schulungskohorten vertreten waren. Von den Respondern hatten zum Zeitpunkt der Befragung die meisten (n=20) das dbl-QMS für einzelne, wichtige oder alle Bereiche ihrer Praxis umgesetzt (vgl. Kap. 3.3.2). Somit nutzen die meisten Befragten das QMS im individuellen Rahmen und angepasst an die Bedürfnisse der eigenen Berufstätigkeit, ohne dass sie eine Notwendigkeit zur Zertifizierung sehen. Vermutlich schrecken einige der Logopäden auch vor dem hohen zeitlichen und finanziellen Aufwand der Zertifizierung zurück.

In den meisten logopädischen Praxen wurden die Mitarbeiter in den Prozess der Implementierung des dbl-QMS eingebunden. Nur zwei der Praxen gaben an, dass das QM als Aufgabe beim Inhaber angesiedelt sei, alle anderen beteiligten die Mitarbeiter oder informierten sie vorab über die geplanten Veränderungen. Bei der differenzierteren Beurteilung der Anbieter und des Angebots stellt sich heraus, dass die Kosten für das QMS als angemessen empfunden wurden. Damit ist klar, dass eine prinzipielle Bereitschaft besteht, in QM zu investieren und Schulungen zu besuchen. Vermutlich wurde bei dieser Frage vor allem die Höhe der Schulungskosten bewertet, die von den meisten Teilnehmern als akzeptabel bewertet wurde. Die Aussagen ergeben sich ebenfalls aus den Angaben der Ärzte. Auch der Referent wurde als kompetent sowohl im Bereich QM, im Bereich Kommunikation als auch im Bereich logopädisches Wissen bewertet.

Trotz der generellen positiven Bewertung des Anbieters und des Referenten kamen die Logopäden zu der Aussage, dass der dbl keine Überzeugungsarbeit in Richtung Mitarbeiter leiste und dass die Spezifika der eigenen Praxis nicht berücksichtigt würden. Die Bewertung der Ärzte wich hier deutlich ab. Daher stellt sich die Frage, ob die Schulungen der Ärzte andere Umsetzungskonzepte in diesen Bereichen bieten als die dbl-Schulungen. Eine Folge der geringeren Wirkung in Richtung der Mitarbeiter könnte darin bestehen, dass der Praxisinhaber selbst mehr Zeit für interne Schulungen aufwenden muss. Auch die Anpassung an die Praxisspezifika ist vermutlich zeitaufwendig und geht i. d. R. zulasten der Arbeitszeit des Praxisinhabers.

Somit verwundert es nicht, dass die Logopäden den Einsatz der eigenen Arbeitszeit für das QMS deutlich kritischer bewerten als die Ärzte. 92 % der Logopäden gaben hier einen spürbaren zusätzlichen Zeitaufwand an. Neben den genannten Erklärungen der selbst zu leistenden Anpassung und Mitarbeiterschulung könnte ein weiterer Grund in einer anderen Organisationsstruktur der logopädischen Praxen im Vergleich zu Arztpraxen liegen. Derzeit gibt es keine Vorgaben bezüglich der inhaltlichen Dokumentation logopädischer Leistungen oder der Beschreibung von Versorgungsprozessen. Den weitaus größten Teil der administrativen Arbeit in einer logopädischen Praxis nehmen die formale Kontrolle der Verordnungen und die korrekte Abrechnung mit den Leistungsträgern ein. Bei der Umsetzung eines QMS rücken vermutlich andere Bereiche in den Fokus, die mit entsprechendem Zeitaufwand umgesetzt werden müssen, z. B. die Festlegung von Behandlungspfaden oder Praxisstandards.

Im Rahmen der Untersuchung wurden dann zum einen die Kosten erhoben, die für die Implementierung des dbl-QMS anfallen, und zum anderen die laufenden Kosten nach der Einführungsphase.

Die Befragten gaben in der Implementierungsphase direkte, tangible Kosten im Mittel in Höhe von 1.073 Euro für die Schulungen und notwendige Anschaffungen ohne Zertifizierungskosten an (vgl. Kap. 3.3.4). Damit liegen diese Kosten um ca. ein Drittel niedriger als bei den Ärzten.

Einen sehr viel größeren Kostenanteil nehmen die direkten, intangiblen Kosten ein, die daher genauer ausgewertet wurden. Hierbei sind vor allem die Opportunitätskosten zu benennen, die sich durch den Einsatz der Arbeitszeit für das QMS anstatt für die Durchführung von abrechenbaren Therapien ergeben (vgl. Kap. 3.3.4). Auffällig beim Vergleich der Logopäden mit den Ärzten war, dass die logopädischen Praxisinhaber deutlich mehr Arbeitszeit für die Implementierung des QMS aufbrachten als die Ärzte. Dagegen wurden die Mitarbeiter in logopädischen Praxen zeitlich klar weniger belastet als in den Arztpraxen. Die Unterschiede lassen sich u. a. durch die Fakturierbarkeit der Leistungen erklären. In der Regel sind die abrechenbaren Leistungen in einer Arztpraxis direkt an den Arzt gebunden und seine Mitarbeiter erbringen Unterstützungsleistungen. In der logopädischen Praxis sind die Mitarbeiter überwiegend Logopäden, deren Arbeit in Form von Therapien zum gleichen Preis wie die Therapie des Praxisinhabers abgerechnet wird. Daher werden vermutlich in einer Arztpraxis QM-Aufgaben an Mitarbeiter delegiert, während ein logopädischer Praxisinhaber sie selbst übernimmt.

Die unterschiedliche Verteilung der zeitlichen Belastung könnte auch eine Erklärung dafür sein, dass die Ärzte den Zeitaufwand insgesamt weniger kritisch beurteilten als die Logopäden, da sie persönlich zumindest in der Implementierungsphase weniger Zeit einsetzten.

Weiterhin wurden die laufenden Kosten nach der Einführung des QMS erfragt. Dabei nannten die Logopäden direkte, tangible laufende Kosten von durchschnittlich 144 Euro pro Monat. Die Ärzte liegen in einem ähnlichen Bereich mit 160 Euro (vgl. Tab. 3.11). Vermutlich sind die QM-Systeme insoweit vergleichbar, dass ähnliche laufende Kosten z. B. für Dokumentationsunterlagen oder Informationsschreiben entstehen. Auch in dieser Phase entsteht der größte Kostenanteil durch die Opportunitätskosten. Prinzipiell sind die Angaben für die eingesetzte Stundenzahl bei Logopäden und Ärzten gleich. Unterschiede ergeben sich wieder in der Verteilung der Stunden auf Praxisinhaber und Mitarbeiter. In den Arztpraxen wenden die Inhaber und die Mitarbeiter annähernd die gleiche Zeit von etwas über zwei Stunden pro Woche auf, während der logopädische Inhaber mit knapp drei Stunden deutlich gebundener ist als seine Mitarbeiter mit einem Aufwand von unter einer Stunde pro Woche (vgl. Tab. 3.12).

Bei der Bewertung der Phase nach der Einführung im Alltag ergab sich bei den Logopäden ein Mittelwert pro Woche in Höhe von 268,54 Euro, wobei die Praxis mit dem geringsten bzw. höchsten Wert in der Implementierungsphase hier ebenfalls den niedrigsten bzw. größten

Betrag erreichte (vgl. Tab. 3.8). Insgesamt zeigt sich, dass die Praxen die geringsten laufenden Opportunitätskosten hatten, die das dbl-QMS konsequent für alle Bereiche und Prozesse der Praxis umgesetzt haben. Scheinbar führt eine nur teilweise Einführung dazu, dass mehr Arbeitszeit für das QMS aufgewandt werden muss. Vielleicht lässt sich dieser Effekt damit erklären, dass die QM-Maßnahmen nicht selbstverständlich ablaufen, sondern noch einer erhöhten Aufmerksamkeit bedürfen. Auch die bereits zertifizierte Praxis und die im Prozess der Zertifizierung befindliche Praxis gaben moderate Opportunitätskosten unter 100 Euro pro Woche an.

Als wichtigste Aufgaben, die ein QM in einer Praxis erfüllen sollte, nannten die Logopäden die effizientere Gestaltung der Arbeitsabläufe, die Verbesserung der Behandlungsqualität, die Orientierungshilfe für die Mitarbeiter und die Standardisierung der Abläufe. Diese Angaben decken sich im Prinzip mit den Bewertungen der Ärzte, für die allerdings die Standardisierung nicht im Vordergrund steht (vgl. Kap. 3.4.5). Erklärbar ist diese Abweichung vermutlich wieder mit den unterschiedlichen Aufgabengebieten einer Mitarbeiterin in einer Arztpraxis und in einer logopädischen Praxis. Wenn gleiche logopädische Störungsbilder sowohl vom Praxisinhaber als auch von Mitarbeitern versorgt werden, dann ist eine Standardisierung als Qualitätsmerkmal wichtig. Weniger häufig wurde von den Logopäden die Verbesserung der Wirtschaftlichkeit der Praxis genannt, die den Ärzten deutlich relevanter erschien. Beim Thema Marketingunterstützung als letztgenannte Funktion waren sich Logopäden und Ärzte einig.

Bei den Fragen nach dem tatsächlichen, konkreten Nutzen für die eigene Praxis (vgl. Kap. 3.4.5) gaben die Logopäden die Straffung der Arbeitsabläufe, die Mitarbeiterorientierung und die Verbesserung der Patientenbindung an. Wichtige Nutzeffekte bestanden in der Erhöhung der eigenen Arbeitszufriedenheit sowie der Verbesserung der Behandlungsqualität und des Behandlungserfolgs. Auch die Wirkung des QMS als Gütesiegel nach außen wurde häufig als konkreter Nutzen für das eigene Unternehmen genannt. Diese Nutzenbeurteilungen deckten sich überwiegend mit der Einschätzung der Ärzte. Somit scheint es sich um wiederkehrende Bewertungen unabhängig von der Gesundheitsprofession zu handeln.

Von den Ärzten wurde als weiterer praktischer Nutzen die Verbesserung der Wirtschaftlichkeit gewählt, dies wurde ebenfalls von 42 % der Logopäden angegeben. Einigkeit bestand darin, dass letztlich keine Verkürzung der Arbeitszeiten zu vermerken sei. Es scheint so, als ob die durch die Straffung der Arbeitsabläufe freigesetzten Kapazitäten durch den zusätzlichen Arbeitsaufwand für das QM aufgebraucht werden. 42 % der Logopäden gibt an, dass die Arbeitszeiten nicht verkürzt wurden, etwas weniger als bei den Ärzten (vgl. Abb. 3.15).

Als Nutzen für die eigene Praxis wurde weiterhin benannt, dass die Motivation der Mitarbeiter steigt. In Abb. 4.1 werden die genannten Kosten und Nutzen aus Sicht der Befragten gegenübergestellt.

Kosten	Nutzen
• prinzipielle Bereitschaft zur Investition in QM	• effizientere Praxisabläufe
• angemessener Preis für dbl-QMS und die Schulungen	• Verbesserung der Behandlungsqualität und des Behandlungserfolgs
• hoher Zeitaufwand für die Einführung	• verbesserte Mitarbeiterorientierung
• regelmäßiger zusätzlicher Zeitaufwand nach der Einführung	• höhere Patientenbindung
• hohe Opportunitätskosten	• größere Arbeitszufriedenheit • höhere Patientenbindung

Abb. 4.1: Übersicht über die genannten Kosten- und Nutzeneffekte für die eigene Praxis

5 Fazit: Beantwortung der Forschungsfrage, Diskussion und Ausblick

Seit zehn Jahren wird in den Veröffentlichungen des dbl auf Qualitätsmanagement für logopädische Praxen eingegangen. Damit greift der logopädische Berufsverband ein Thema auf, das in den vergangenen Jahren für die gesamte Gesundheitsversorgung zunehmend an Bedeutung gewonnen hat. Das Ziel dieser Arbeit war, eine erste Einschätzung der Kosten und Nutzen zu erhalten, die das verbandseigene QMS in der Umsetzung mit sich bringt. Die Fragestellung lautete daher:

Wie beurteilen Praxisinhaber die Kosten und den Nutzen der Einführung des dbl-Qualitätsmanagementsystems in ihrer logopädischen Praxis?

Zur Operationalisierung der Forschungsfrage wurden fünf Hypothesen aufgestellt, die mit dem Instrument untersucht wurden.

5.1 Bewertung der Forschungshypothesen

Die erste Hypothese und ihre Gegenhypothese lauteten wie folgt:

1. Für die Praxisinhaber überwiegt der Nutzen des dbl-QMS gegenüber den Kosten.

   H0: Die Praxisinhaber beurteilen die Kosten für die Einführung des dbl-QMS als zu hoch für den tatsächlichen Nutzen.

Diese Hypothese lässt sich mit dem gewählten Instrument nicht beantworten, da von den Probanden kein direkter Vergleich der Kosten und Nutzen gefordert wurde. Insgesamt ist die Beantwortung schwierig, da zwar die direkten tangiblen und intangiblen Kosten monetär bewertet werden können, aber eine entsprechende Nutzenbewertung mithilfe des vorliegenden Instruments nicht möglich ist.

Es ergeben sich in den freien Kommentaren Hinweise darauf, dass es keine einheitliche Meinung gibt. Einige Probanden raten von der Einführung ab, da die Kosten zu hoch für den Nutzen seien, andere formulieren einen klaren höheren Nutzen für die eigene Arbeit. Die weiteren Hypothesen und ihre Gegenhypothesen konnten mit dem Fragebogen auf Gültigkeit untersucht werden:

2. Durch die Einführung des dbl-QMS werden Arbeitsabläufe effizienter gestaltet.

   H0: Die Einführung des dbl-QMS hat keinen Einfluss auf die Arbeitsabläufe in einer logopädischen Praxis.

H0 kann verworfen werden, da 85 % der Praxisinhaber angaben, dass die Einführung des dbl-QMS zu effizienteren Arbeitsabläufen führte.

3. Die Umsetzung des dbl-QMS führt zu mehr Mitarbeiterorientierung.

   H0: Die Umsetzung des dbl-QMS führt nicht zu mehr Mitarbeiterorientierung.

In diesem Fall kann H0 bedingt verworfen werden, da mit 54 % der Befragten nur knapp über die Hälfte der Aussage zustimmten, dass sich die Motivation der Mitarbeiter verbesserte.

4. Die Umsetzung des dbl-QMS führt zu mehr Patientenorientierung.

   H0: Die Umsetzung des dbl-QMS führt nicht zu mehr Patientenorientierung.

Die Patientenbindung sahen 70 % der Probanden durch das QMS gefördert, sodass H0 verworfen werden kann.

5. Die Einführung des dbl-QMS verbessert die Wirtschaftlichkeit einer logopädischen Praxis.

   H0: Die Einführung des dbl-QMS führt nicht zu einer Verbesserung der Wirtschaftlichkeit einer logopädischen Praxis.

Bezüglich dieser Frage zeigte sich eine uneinheitliche Bewertung durch die Logopäden. 43 % gaben eine Verbesserung der wirtschaftlichen Situation ihrer Praxis an, 27 % erlebten keine Veränderung und 31 % wählten eine negative Auswirkung. Somit kann H0 bestätigt und Hypothese fünf damit als falsch bewertet werden. Die Einführung des dbl-QMS führt nicht immer zu einer Verbesserung der Wirtschaftlichkeit der logopädischen Praxis. Die Betrachtung der Hypothesen führt zu den Aussagen, dass die Einführung des dbl-QMS zu einer klaren Straffung der Arbeitsabläufe führt und dass die Patientenbindung gestärkt wird. Die Auswirkung auf die Mitarbeiterorientierung scheint gegeben zu sein, eine Verbesserung der Wirtschaftlichkeit der Praxis wird nur von 43 % der Befragten attestiert. Eine prinzipielle Aussage, ob Kosten oder Nutzen höher eingeschätzt werden, ist nicht möglich.

5.2 Beantwortung der Forschungsfrage

Bei der Bewertung der Kosten gaben die Probanden an, dass sie die Ausgaben für das dbl-QMS insgesamt als angemessen ansehen. Allerdings bezogen sich diese Antworten nur auf die direkten tangiblen Kosten für die Schulungen und die notwendigen Anschaffungen.

Eine Beurteilung der direkten intangiblen Kosten erfolgte beschreibend durch die Angabe von 92 % der Befragten, dass der Zeitaufwand für das QMS erheblich sei. Die im Rahmen der vorliegenden Arbeit errechneten Opportunitätskosten liegen im Mittel bei 8.849 Euro für die gesamte Implementierungsphase und bei 269 Euro pro Woche im laufenden Betrieb. Genau dieser große Zeiteinsatz wird von einigen Praxisinhabern in den freien Kommentaren als *„zu hohe Kosten"* für das dbl-QMS angegeben.

Insgesamt bewerten die Praxisinhaber den Nutzen der Einführung des dbl-Qualitätsmanagementsystems in ihrer logopädischen Praxis in verschiedenen Bereichen unterschiedlich.

Als klarer Nutzen werden effizientere Praxisabläufe, eine Verbesserung der Behandlungsqualität und des Behandlungserfolgs, eine Stärkung der Patientenbindung, die Erhöhung der eigenen Arbeitszufriedenheit sowie eine Verbesserung der Außenwirkung im Sinne eines Gütesiegels angegeben.

Als weiterer Nutzen wird von einigen Praxisinhabern die Verbesserung der Mitarbeiterorientierung genannt. Über 40 % der Probanden vermerkte eine positive Auswirkung auf die Wirtschaftlichkeit, dagegen wurde von einem Drittel eine Verschlechterung der Situation vermutlich durch den hohen Arbeitseinsatz benannt.

Somit kommen die Praxisinhaber zu keiner eindeutigen Bewertung. Die Nutzen werden von allen gesehen, allerdings stehen ihnen teilweise hohe Kosten gegenüber. Individuell werden somit Nutzen oder Kosten als größer bewertet und die Empfehlung fällt für oder gegen die Einführung des dbl-QMS aus.

5.3 Diskussion der Ergebnisse

Da insgesamt nur 26 Logopäden teilgenommen haben, stellen die Ergebnisse lediglich einen ersten Einblick in das Forschungsthema dar und können nicht verallgemeinert werden. Vermutlich beteiligen sich an dieser Art von Umfrage vor allem Menschen, die QM besonders kritisch oder besonders positiv sehen. Somit sind die Ergebnisse nur sehr eingeschränkt belastbar und bilden unter Umständen vor allem Extreme ab. Die Bewertung der Kosten erfolgte einerseits durch die Angabe der Beträge für die Schulungen und Anschaffungen und andererseits durch die Schätzung der eingesetzten Arbeitszeit. Somit liegt eine subjektive Beurteilung vor und keine objektive Berechnung. Wahrscheinlich konnten die Beträge für die Fortbildungen deutlich realistischer angegeben werden als die Arbeitszeiten und die Dauer der Umsetzung. Da vermutlich die Implementierung des QMS im Rahmen der normalen Dienstbesprechungen z. B. durch eine Verlängerung der Team-Zeiten erfolgte, ist es nur bedingt möglich, hier exakte Werte zu benennen. Weiterhin besteht der Verdacht, dass je nach prinzipieller Einstellung zu QM die eingesetzten Zeiten höher oder niedriger erinnert werden. Außerdem wurden bei den Berechnungen der Opportunitätskosten weder Urlaubs- noch Krankheitszeiten berücksichtigt. Es steht zu vermuten, dass die tatsächlichen Opportunitätskosten nur annähernd abgebildet wurden.

Bezüglich des Nutzens wurde deutlich, dass er vor allem im intangiblen Bereich angesiedelt wird. Die Erwartungen der Probanden, dass sich Verbesserungen im Bereich der Praxisabläufe, der Mitarbeiter- und Kundenbindung und der Reputation ergeben, wurden bestätigt. Allerdings haben sich die Befragten intensiv mit dem Thema befasst und viele Ressourcen eingesetzt, sodass eine schlechte Bewertung der Nutzen- und Kostenrelation die eigene Entscheidung und Handlung infrage stellen würde. Es könnte daher sein, dass die Teilnehmer den intangiblen Nutzen über- und die Kosten eher unterbewerten. Insgesamt sind die Befragten Vorreiter im Bereich Qualitätsmanagement, sodass neben den erfragten Nutzenparametern außerdem das gestiegene Ansehen innerhalb der Logopädenschaft ein weiterer positiver Effekt sein könnte.

Vermutlich hätten sich ähnliche positive Effekte auch eingestellt, wenn ein anderes QMS eingeführt worden wäre. Die Beleuchtung von Arbeitsabläufen, Praxisprozessen und Behandlungsstandards hätte wahrscheinlich immer zu positiven Effekten geführt. Um festzustellen, ob durch ein QMS und vor allem durch das dbl-QMS hier besonders große oder übergreifende Effekte ausgelöst wurden, hätte eine vergleichende Untersuchung erfolgen müssen. Das Ziel der Arbeit lag allerdings in der Evaluation des dbl-QMS und nicht in einem Vergleich unterschiedlicher Systeme. Somit können die Ergebnisse lediglich eine erste Tendenz in der Beurteilung von Kosten und Nutzen des dbl-QMS aufzeigen.

5.4 Diskussion der Methodik

In der vorliegenden Arbeit wurde die Methode einer internetbasierten Befragung aller bisherigen dbl-QMS-Schulungsteilnehmer gewählt. Die generellen Vorteile einer Onlinebefragung sind der kostengünstige Einsatz und eine gute Auswertbarkeit, da die Antworten bereits digitalisiert in einer weiterverwertbaren Datenbank gesammelt werden. Außerdem können auf diesem Wege Probanden in verschiedenen Regionen ohne personellen Aufwand zeitgleich erreicht werden. Dem einzelnen Befragten steht es offen, wann, wo und auf welchem Endgerät er die Befragung startet, sodass ebenfalls zeitliche und örtliche Unabhängigkeit besteht. Wichtig ist in diesem Zusammenhang allerdings, dass die technische Umsetzung als solche keine Probleme aufwirft (vgl. Bortz; Döring, 2006, S. 252). Im Rahmen der Pretests zeigte sich, dass Änderungen an der Einstellung bezüglich der Aufrufbarkeit, der Speicherfunktion und der Navigation innerhalb des Fragebogens vorgenommen werden mussten.

Der Einsatz des Umfrage-Tools LimeSurvey scheint sinnvoll, da es sich um eine Open-Source-Plattform handelt, die sowohl kostengünstig als auch seit vielen Jahren im Einsatz ist. Auch die Auswertung mithilfe des Programms Excel war der Untersuchung angemessen. Bei einer größeren Probandenzahl wäre die Auswertung mit einem Statistikprogramm wie SPSS angezeigt.

Wie bei jedem Onlinefragebogen kann es zu einem systematischen Bias kommen, da nur Logopäden mit E-Mail-Adresse und Internetzugang beteiligt wurden. Es könnte daher sein, dass eine bestimmte Teilpopulation nicht erreicht wurde (vgl. Bortz; Döring, 2006, S. 260 f.). Allerdings ist davon auszugehen, dass inzwischen fast jede logopädische Praxis über einen Internetanschluss und die notwendige Medienkompetenz verfügt. Somit erscheint der mögliche Bias vernachlässigbar.

Ein Nachteil einer webbasierten Erhebung ist die Unkontrollierbarkeit der Erhebungssituation (vgl. Bortz; Döring, 2006, S. 252). Es ist nicht gewährleistet, dass tatsächlich der angeschriebene Praxisinhaber die Fragen beantwortet. Es könnte sein, dass ein Teil mithilfe oder durch andere Personen ausgefüllt wurde. Aufgrund der Thematik und der Notwendigkeit spezifischen Wissens über die Wirkung des dbl-QMS in der Umsetzung scheint es allerdings eher unwahrscheinlich, dass hier andere Personen als die ausgewählten geantwortet haben.

Steuernde Eingriffe während der Befragung sind ebenfalls nicht möglich, da kein Kontakt zum Probanden besteht. Mögliche Fragen oder Unklarheiten können nicht ausgeräumt werden. Daher ist es wichtig, dass die Befragung möglichst transparent und verständlich ist (vgl. Bortz; Döring, 2006, S. 256). Es wurde versucht, eindeutige Instruktionen und Antwortkategorien vorzugeben. Die Durchführung des Pretests ergab, dass bestimmte Änderungen erfolgen mussten. Daher wurden insgesamt acht Fragen ergänzt oder erweitert.

Vier Logopäden haben die Befragung abgebrochen und nicht wieder aufgenommen. Alle beendeten die Teilnahme bei Frage 8 *„Welches waren Ihre wichtigsten Informationsquellen?“*. Warum gerade diese Frage zum Abbruch führte, lässt sich nicht klären. Vielleicht erwarteten die Teilnehmer ausschließlich Fragen nach Kosten und Nutzen des dbl-QMS oder hielten die Frage für irrelevant.

Die Rücklaufquote von 11 % liegt deutlich unter der Erwartung. Es wird dann ein guter Rücklauf erwartet, wenn es sich um eine Population handelt, bei der ein hohes Interesse am Forschungsinhalt ebenso besteht wie ein hoher Bildungsstand sowie Erfahrung im Umgang mit Befragungen (vgl. Bortz; Döring, 2006, S. 257). Alles schien für die Untersuchungsgruppe gegeben; die geringe Responderquote ist daher überraschend. Eine mögliche Ursache könnte der gewählte Zeitpunkt der ersten Kontaktaufnahme im Dezember sein, in der durch die Weihnachtszeit und Praxisschließungen über den Jahreswechsel einige Logopäden nicht erreichbar waren. Außerdem wurden Dezember 2013 verbandsinterne Umstrukturierungen ebenfalls per E-Mail im Kreis der dbl-Logopäden thematisiert. So trafen die E-Mails des dbl zur Information und Bitte um Teilnahme zeitgleich mit anderen, berufspolitischen Schreiben bei der Zielgruppe ein. Vielleicht führte das zu einem geringeren Rücklauf, weil die Probanden das QMS mit bestimmten verbandspolitischen Interessen assoziierten.

Grundsätzlich führen sowohl ein Ankündigungsschreiben mit Erklärung des Forschungsvorhabens als auch ein Nachfassen zu einer Verbesserung des Rücklaufs (vgl. Bortz; Döring, 2006, S. 257). Das erste Anschreiben des dbl im Dezember könnte allerdings zu Missverständnissen geführt haben. Es wurde einerseits um Einverständnis gebeten, die E-Mail-Adresse an die Untersucherin weitergeben zu dürfen, und andererseits darum gebeten, sich zu melden, wenn kein Einverständnis gegeben wird. Somit erhielten nur die Logopäden den Link zur Befragung, die explizit ihre Teilnahme bestätigten.

Im zweiten Anschreiben des dbl wurde diese Formulierung angepasst und der Link direkt an alle ehemaligen Schulungsteilnehmer weitergegeben. Dieses Nachfassen erhöhte den Rücklauf deutlich. Eventuell hätte ein nochmaliges Erinnern weitere Responder aktiviert.

Außerdem muss diskutiert werden, ob eine Untersuchung mit einem selbstentwickelten Fragebogen ohne vorherige qualitative Feldforschung überhaupt sinnvoll ist (vgl. Bortz; Döring, 2006, S. 253 f.). Um diesem Einwand zu begegnen, wurde das Instrument an einem bestehenden Fragebogen orientiert. Allerdings wurde damit der Untersuchungsgegenstand durch die Vorgaben der Stiftung Gesundheit eingeschränkt, auch wenn eine Anpassung für die Logopäden vorgenommen wurde. Gerade die Antwortmöglichkeiten in Form einer fünfstufigen Likert-Skala führen zur mittigen Antworttendenz. Insgesamt hätte der Fragebogen außerdem vor dem finalen Einsatz intensiver bezüglich der Testgütekriterien untersucht werden müssen. Insgesamt wird daher das methodische Vorgehen als kritisch eingeschätzt.

5.5 Ausblick und Empfehlung

Aufgrund der Diskussion der Methodik und der Ergebnisse lassen sich weitere Forschungsvorhaben ableiten. Zum einen wäre methodisch eine qualitative, hypothesengenerierende Untersuchung sinnvoll um zu erfahren, ob der Untersuchungsgegenstand angemessen abgebildet wurde. Hierzu könnten Praxisinhaber interviewt werden, welche Kosten und Nutzen sie sehen und wie ihre prinzipielle Einstellung zu QM ist.

Außerdem sollte eine Befragung aller Praxisinhaber stattfinden, um generell den Wissensstand und die Bereitschaft zur Einführung eines QMS zu erheben. Auch eine Differenzierung der Antworten nach Praxisgröße und Bundesland könnte interessant sein. Es könnten dann gezielt Informationsveranstaltungen und Schulungsangebote aufgebaut werden.

Mit einer deutlich breiter angelegten Befragung könnte erhoben werden, ob es Unterschiede zwischen dbl-Mitgliedern und den Mitgliedern anderer Berufsverbände bzw. Nichtmitgliedern gibt.

Als weiterer Schritt stünde an, die anderen Professionen der Heilmittelerbringer einzubeziehen und hier Gemeinsamkeiten und Unterschiede herauszuarbeiten. Dazu könnte eine Kooperation sowohl mit den Berufsverbänden der Physio- und Ergotherapeuten als auch mit den Anbietern von QMS erfolgen.

Als direkte Empfehlung für den dbl lässt sich aus der Untersuchung ableiten, dass eine Weiterentwicklung des dbl-QMS und der Schulungen wünschenswert wäre. Das dbl-QMS müsste daraufhin untersucht werden, ob Formalismen reduziert werden können. In der Schulung könnte eine stärkere Ausrichtung auch auf die Mitarbeiter der Praxen erfolgen bzw. den Praxisinhabern Methoden an die Hand gegeben werden, wie das Team effektiver einzubeziehen ist. Außerdem scheint es gewünscht, dass eine deutlichere Ausrichtung des dbl-QMS bereits während der Schulungen auf die jeweilige Praxis der Teilnehmer erfolgt. Im Rahmen von Veröffentlichungen in den Verbandsmedien werden die möglichen Nutzen eines QMS bereits benannt. Hier bietet die vorliegende Arbeit eine Möglichkeit eines ersten Belegs für diese Angaben. Im Sinne einer transparenten Information wäre es wichtig, sowohl bei Ankündigungen als auch in den Schulungen darauf hinzuweisen, dass die Verbesserung der wirtschaftlichen Situation durch ein QMS keinen Automatismus darstellt. Es ist besonders brisant, dass die Teilnehmer deutlich mehr Zeit einsetzten als sie erwartet hatten. Vielleicht könnte hier als Teil der Schulungen das Thema Zeitmanagement behandelt werden.

Abschließend lässt sich als Ergebnis dieser Arbeit auch die Tendenz ablesen, dass die konsequente, schnelle Einführung des dbl-QMS für alle Praxisbereiche zu einer deutlich positiveren Kosten-Nutzen-Bewertung führt, als wenn die Einführung nur für einige oder wichtige Prozesse erfolgt. Hauptgrund sind die deutlich niedrigeren Opportunitätskosten im Alltag bei einer kompletten Implementierung.

Literaturverzeichnis

AOK Rheinland/Hamburg (2008). Vertrag gemäß § 125 Abs. 2 SGB V über Stimm-, Sprech- und Sprachtherapie. Zwischen dem Deutschen Bundesverband der Atem-, Sprech- und Stimmlehrerinnen e.V. (dba), Deutschen Bundesverband für Logopädie e.V. (dbl), Deutschen Bundesverband der akademischen Sprachtherapeuten e.V. (dbs) und der AOK Rheinland/Hamburg, dem BKK-Landesverband NORD; der Krankenkasse für den Gartenbau, der Innungskrankenkasse Hamburg, der Knappschaft wird folgender Vertrag gemäß § 125 Abs. 2 SGB V geschlossen. Interner Mitgliederbereich des dbl. www.dbl-ev.de (03.06.2014).

Ballast, T.; Malinke, S.; Schindler, H. (2011). *Qualität im ambulanten und stationären Sektor – die deutsche Perspektive.* In: Rebscher, H.; Kaufmann, S. (Hrsg.): Qualitätsmanagement in Gesundheitssystemen. Gesundheitsmarkt in der Praxis. Band 3, Heidelberg: Medhochzwei, S. 212–288.

BARMER GEK (Hrsg.) (2013). *BARMER GEK Heil- und Hilfsmittelreport 2013. Auswertung der BARMER GEK Heil- und Hilfsmitteldaten aus den Jahren 2011 bis 2012.* Siegburg: Asgard Verlagsservice.

Bitzer, E. M.; Schwartz, F. W.; Dörning, H.; Walter, U. (2012). *Evaluation und Qualitätssicherung im Gesundheitswesen.* In: Hurrelmann, K.; Razum, O. (Hrsg.): Handbuch Gesundheitswissenschaften. 5. Auflage, Weinheim, Basel: Beltz Juventa, S. 1123–1153.

Bortz, J.; Döring, N. (2006). *Forschungsmethoden und Evaluation für Human- und Sozialwissenschaftler.* 4. Auflage, Heidelberg: Springer.

Brauer, T. (2004a). *Logopädie. Wo lern(t)e ich das?. 40 Jahre Lehranstalt für Logopäden (1964–2004) am Klinikum der Johannes Gutenberg-Universität Mainz.* Idstein: Schulz-Kirchner.

Brauer, T. (2004b). *Schlaglichter auf 40 Jahre ZVL/dbl.* In: Deutscher Bundesverband für Logopädie (Hrsg.): 40 Jahre Deutscher Bundesverband für Logopädie. Frechen: dbl, S. 4–9.

BMG – Bundesministerium für Gesundheit (2014). *Qualitätsinstitut für ambulante und stationäre Behandlung. Finanzierungs- und Qualitätsgesetz. Pressemitteilung des Bundesministerium für Gesundheit vom 26.03.2014.* http://www.bmg.bund.de/krankenversicherung/finanzierungs-und-qualitaetsgesetz/qualitaetsinstitut.html (21.07.2015).

dbl – Deutscher Bundesverband für Logopädie e. V. (Hrsg.) (1998a). *Berufsordnung der LogopädInnen.* Duisburg: Basis Druck GmbH.

dbl – Deutscher Bundesverband für Logopädie e. V. (Hrsg.) (1998b). *Verbandsgrundsatzprogramm.* Duisburg: Basis Druck GmbH.

dbl – Deutscher Bundesverband für Logopädie e. V. (Hrsg.) (2004). *Zahlen, Daten, Fakten.* In: Deutscher Bundesverband für Logopädie (Hrsg.): 40 Jahre Deutscher Bundesverband für Logopädie. Frechen: dbl, S. 22–23.

dbl – Deutscher Bundesverband für Logopädie e. V. (Hrsg.) (2005). *Leitbild Logopädin/Logopäde des dbl verabschiedet von der Mitgliederversammlung in Kassel 2005.* Frechen: dbl Geschäftsstelle.

dbl – Deutscher Bundesverband für Logopädie e. V. (Hrsg.) (2010). *Berufsleitlinien Logopädie in der Fassung des Beschlusses der Mitgliederversammlung vom 04.06.2010.* Frechen: dbl Geschäftsstelle.

dbl – Deutscher Bundesverband für Logopädie e. V. (Hrsg.) (2013a). *Logopädie – Ausbildung und Beruf. Daten und Fakten.* Frechen: dbl Geschäftsstelle.

dbl – Deutscher Bundesverband für Logopädie e. V. (Hrsg.) (2013b). *Zulassungsstellen für die Praxisabnahme. Informationspapier der Bundesfreiberuflerkommission für Mitglieder des Deutschen Bundesverband für Logopädie e.V.* Duisburg: Basis Druck GmbH.

dbl – Deutscher Bundesverband für Logopädie e. V. (Hrsg.) (2013c). *Satzung Deutscher Bundesverband für Logopädie e.V. in der Fassung des Beschlusses der Mitgliederversammlung vom 31.05.2013.* Frechen: dbl Geschäftsstelle.

dbl – Deutscher Bundesverband für Logopädie e. V. (Hrsg.) (2014a). *Vergütungsvereinbarungen der einzelnen Bundesländer. Informationen im internen Mitgliederbereich für die dbl-Landesverbände.* http://www.dbl-ev.de/der-dbl/alle-landesverbaende.html (19.07.2015).

dbl – Deutscher Bundesverband für Logopädie e. V. (Hrsg.) (2014b). *Der Verband – Geschäftsstelle und Leistungen für Mitglieder. Webauftritt des dbl.* www.dbl-ev.de/der-dbl/mitgliedschaft/alle-vorteile-auf-einen-blick.html (19.07.2015).

dbl – Deutscher Bundesverband für Logopädie e. V. (Hrsg.) (2014c). *Der dbl begrüßt 12 000. Mitglied.* Forum Logopädie, 1 (28), S. 50.

dbl – Deutscher Bundesverband für Logopädie e. V. (Hrsg.) (2014d). *dbl- Qualitätsmanagementsystem. Grundelemente.* http://www.dbl-ev.de/der-dbl/qualitaetsmanagement/qualitaetssicherung-in-der-organisation-logopaedischer-arbeit/dbl-qualitaetsmanagement-system.html (21.07.2015).

dbl – Deutscher Bundesverband für Logopädie e. V. (Hrsg.) (2014e). *Qualitätsmanagement in der logopädischen Praxis – Modul 1 und 2 (FOBI-QM-19).* www.dbl-ev.de/service/shop/dbl-fortbildungen.html (21.07.2015).

dbl – Deutscher Bundesverband für Logopädie e. V. (Hrsg.) (2014f). *Praxissiegel Logopädie.* www.dbl-ev.de/der-dbl/qualitaetsmanagement/qualitaetssicherung-in-der-organisation-logopaedischer-arbeit/dbl-praxissiegel.html (21.07.2014).

Deckenbach, C. (2005a). *Qualitätsmanagement bekommt Konturen.* Forum Logopädie, 5 (19), S. 47.

Deckenbach, C. (2005b). *QM-System in heißer Phase.* Forum Logopädie, 6 (19), S. 38.

Deckenbach, C. (2006a). *QMS-Pilotphase hat begonnen.* Forum Logopädie, 1 (20), S. 43.

Deckenbach, C. (2006b). *Qualitätsmanagement für logopädische Praxen.* In: Forum Logopädie, 3 (20), S. 43.

Deckenbach, C. (2008a). *Rechenschaftsbericht der Bundeskommission für Qualitätsmanagement (BKQM).* Forum Logopädie, 2 (21),S. 9.

Deckenbach, C. (2008b). *QM-System wieder im dbl-Fortbildungsprogramm.* Forum Logopädie, 6 (22), S. 42.

Deckenbach, C. (2013). *Rechenschaftsbericht der Vizepräsidentin.* Forum Logopädie, 3 (26), S. 9.

Deckenbach, C.; Karsten, C.; Messerschmidt, F. (2012). *Geprüfte Qualität Praxissiegel Logopädie macht Qualität sichtbar.* Forum Logopädie, 3 (26), S. 46–47.

Diel, F.; Gibis, B. (Hrsg.) (2010). *Qualität und Entwicklung in Praxen®. QEP Qualitätsziel-Katalog ®. Für Praxen. Für Kooperationen. Für MVZ. Version 2010.* Köln: Deutscher Ärzte-Verlag GmbH.

DIN e. V. (2014). *Wir über uns. Information über das Deutsche Institut für Normung.* http://www.din.de/cmd;jsessionid=VYO22PHSISH4NVQKBXBUWCGC.1?level=tpl-bereich&menuid=47391&languageid=de&cmsareaid=47391 (16.07.2015).

Donabedian, A. (1966). *Evaluating the quality of medical care.* Milbank Mem Fd Quart 44 (suppl. 131), S. 23–30.

Doumit, D.; Giehl, J. (2015): *Evaluation von einrichtungsinternem Qualitätsmanagement in Krankenhaus und vertragsärztlicher Versorgung.* Stuttgart, New York: Georg Thieme Verlag.

Feit, M. (2009). *Qualitätsmanagement: Zeit investieren, um sie später einzusparen.* Forum Logopädie, 6 (23), S. 48.

G-BA - Gemeinsamer Bundesausschuss (2005). *Richtlinie des Gemeinsamen Bundesausschusses über grundsätzliche Anforderungen an ein einrichtungsinternes Qualitätsmanagement für die an der vertragsärztlichen Versorgung teilnehmenden Ärzte, Psychotherapeuten und medizinischen Versorgungszentren (Qualitätsmanagement-Richtlinie vertragärztliche Versorgung) in der Fassung vom 18. Oktober 2005.* Bundesanzeiger 205 (S. 17329), in Kraft getreten am 01. Januar 2006.

G-BA - Gemeinsamer Bundesausschuss (2006). *Richtlinie des Gemeinsamen Bundesausschusses zu Auswahl, Umfang und Verfahren bei Qualitätsprüfungen im Einzelfall nach § 136 Abs. 2 SGB V („Qualitätsprüfungs-Richtlinie vertragsärztliche Versorgung") vom 18. April 2006.* Bundesanzeiger 2006 S. 5141, in Kraft getreten am 01. Januar 2007.

G-BA - Gemeinsamer Bundesausschuss (2010). *Der Gemeinsame Bundesausschuss stellt sich vor. Faltblatt.* Berlin: Stabsbereich Öffentlichkeitsarbeit und Kommunikation.

G-BA - Gemeinsamer Bundesausschuss (2011a). *Richtlinie des Gemeinsamen Bundesausschusses über die Verordnung von Heilmitteln in der vertragsärztlichen Versor-*

gung (Heilmittel-Richtlinie/HeilM-RL) in der Fassung vom 20. Januar 2011/19. Mai 2011. Bundesanzeiger 2011, Nr. 96 (S. 2247) in Kraft getreten am 1. Juli 2011. http://www.g-ba.de/informationen/richtlinien/12/ (18.06.2015).

G-BA – Gemeinsamer Bundesausschuss (2011b). *Zweiter Teil. Zuordnung der Heilmittel zu Indikationen (Heilmittelkatalog). Zuordnung der Heilmittel zu Indikationen nach § 92 Absatz 6 Satz 1 Nummer 2 SGB V.* http://www.g-ba.de/informationen/richtlinien/12/ (18.06.2015).

G-BA – Gemeinsamer Bundesausschuss (2014). *Der Gemeinsame Bundesausschuss stellt sich vor.* http://www.g-ba.de/institution/struktur/ (16.07.2015).

Gerlinger, T.; Burkhardt, W. (2012). *Die wichtigsten Akteure im deutschen Gesundheitswesen. Teil 2: Verbände und Körperschaften der gemeinsamen Selbstverwaltung. Informationen der Bundeszentrale für politische Bildung.* http://www.bpb.de/politik/innenpolitik/gesundheitspolitik/72575/verbaende-und-koerperschaften?p=all (10.07.2015).

GKV-Spitzenverband (2006). *Gemeinsame Rahmenempfehlungen gemäß § 125 Abs. 1 SGB V über die einheitliche Versorgung mit Heilmitteln zwischen den Spitzenverbänden der Krankenkassen und den maßgeblichen Spitzenorganisationen der Heilmittelerbringer auf Bundesebene.* https://www.gkv-spitzenverband.de/media/dokumente/krankenversicherung_1/ambulante_leistungen/heilmittel/heilmittel_rahmenempfehlungen/Empf_125_204.pdf (24.07.2015)

GKV-Spitzenverband (2012). *Empfehlungen des GKV-Spitzenverbandes gemäß § 124 Abs. 4 SGB V zur einheitlichen Anwendung der Zulassungsbedingungen nach § 124 Abs. 2 SGB V für Leistungserbringer von Heilmitteln, die als Dienstleistung an Versicherte abgegeben werden (Zulassungsempfehlungen) in der Fassung vom 01.03.2012.* http://www.bundesverband-klinische-linguistik.de/pdf/Heilmittel_Zulassungsempfehlungen_01-03-2012_19121.pdf (24.07.2015).

GKV-Spitzenverband (2013b). *Heilmittel-Schnellinformation nach § 84 Abs. 5 i.V. m. Abs. 8 SGB V. Bundesbericht Januar bis Juni 2013.* Im Auftrag erstellt durch ITSG-Informationstechnische Servicestelle der Gesetzlichen Krankenversicherung GmbH, Heusendamm.

GMDS-Arbeitsgruppe "Qualitätsmanagement in der Medizin" (2008). *Begriffe und Konzepte des Qualitätsmanagements.* 2. Auflage, Hannover: GMDS.

Greiner, W. (2012). *Methoden der gesundheitsökonomischen Evaluation.* In: Hurrelmann, K.; Razum, O. (Hrsg.): Handbuch Gesundheitswissenschaften. 5. Auflage, Weinheim, Basel: Beltz Juventa, S. 375–402.

Greiner, W.; Damm, O. (2012). *Die Berechnung von Kosten und Nutzen.* In: Schöffski, O.; Schulenburg, J.-M. Graf v.d. (Hrsg.): Gesundheitsökonomische Evaluationen. 4. Auflage, Heidelberg: Springer, S. 23–42.

Greiner, W.; Schöffski, O. (2012). *Grundprinzipien einer Wirtschaftlichkeitsuntersuchung.* In: Schöffski, O.; Schulenburg, J.-M. Graf v. d. (Hrsg.): Gesundheitsökonomische Evaluationen. 4. Auflage, Heidelberg: Springer, S. 167–191.

Grosstück, K. (2005). *Zertifizierung in der Logopädie - sinnvoll, notwendig oder überflüssig?* Forum Logopädie, 4/2005, S. 22–24.

Grosstück, K. (2008). *Qualitätsmanagement und Zertifizierung in Heilmittelpraxen. Das EFQM-Modell für Excellence - ein geeignetes Qualitätsmanagementsystem für Heilmittelpraxen - dargestellt am Beispiel einer Logopädiepraxis.* Idstein: Schulz-Kirchner.

Haeske-Seeberg, H. (2008). *Handbuch Qualitätsmanagement im Krankenhaus.* Stuttgart: Kohlhammer.

Hajen, L.; Paetow, H.; Schumacher, H. (2011). *Gesundheitsökonomie. Strukturen - Methoden - Praxisbeispiele.* Stuttgart: Kohlhammer.

Hucke, B.; Gans, M. (2009). *Qualitätsmanagement und Ergotherapie. Neue Reihe Ergotherapie.* Reihe 9, Allgemeine Themen, Band 6. Idstein: Schulz-Kirchner.

IQH - Institut für Qualitätssicherung in der Heilmittelversorgung e. V. (2014). *Das Institut für Qualitätssicherung in der Heilmittelversorgung e.V. im Überblick.* www.iqhv.de (10.07.2015).

Klinger, G. (2012). *Gesundheitsrecht.* In: Hurrelmann, K.; Razum, O. (Hrsg.): Handbuch Gesundheitswissenschaften. 5. Auflage, Weinheim, Basel: Beltz Juventa, S. 1053–1081.

Koller, W.; Müller, M.; Tockenbürger, L. (2009). *Führung.* In: Johner, C.; Haas, P. (Hrsg): Praxishandbuch IT im Gesundheitswesen. Erfolgreich Einführen, Entwickeln, Anwenden und Betreiben. München: Carl Hanser, S. 521–530.

KTQ - Kooperation für Transparenz und Qualität im Gesundheitswesen (2010). *Das KTQ-Verfahren. Selbstbewertung. Fremdbewertung. Zertifikat. Informationsdienst der Kooperation für Transparenz und Qualität im Gesundheitswesen.* http://www.ktq.de/index.php?id=9 (25.07.2015).

Kubis, R. (2007). *Qualitätsmanagement: Vorsprung durch Qualität.* Forum Logopädie, 6 (21). Idstein: Schulz-Kirchner, S. 47.

LimeSurvey (Hrsg.) (2014a). *Features: LimeSurvey ist eine Software zur Datenerhebung mittels Onlineumfragen.* www.limesurvey.org/de/ueber-limesurvey/features (16.07.2015).

LimeSurvey (Hrsg.) (2014b). *Help us: Which universities/schools are using LimeSurvey?* www.limesurvey.org/en/component/content/article/69-limesurvey-news/general-news/1109-ask-limesurvey-which-universities-are-using-limesurvey-en-gb-4 (16.07.2015).

Macha-Krau, H. (2011). *Keine Frauen - keine Logopädie. Zur Professionalisierung der Logopädie.* In: Logopädie als Diskurs. Dankschrift für Luise Springer, Koblenz-Metternich: Johannes Fuck, S. 34–42.

Meiwald, V. (2006). *Wieviel QM braucht eine logopädische Praxis?* Forum Logopädie, 6 (20), S. 38–39.

Messerschmidt, F. (2013). *Neu: dbl-Qualitätsmanagement-Handbuch für logopädische Praxen auf Datenträger.* Forum Logopädie, 3 (27), S. 41.

Netzwerk Praxisqualität (2014). *Qualitätsmanagement in Therapiepraxen.* www.praxisqualitaet.de/qualitaetsmanagement-in-therapiepraxen.html (16.07.2015).

Pfeiffer, D. (2011). *Umsetzung politischer Rahmensetzung zum Qualitätsmanagement in Deutschland.* In: Rebscher, H.; Kaufmann, S. (Hrsg.): Qualitätsmanagement in Gesundheitssystemen. Gesundheitsmarkt in der Praxis. Band 3, Heidelberg: Medhochzwei, S. 65–80.

Raab-Steiner, E., Benesch, M. (2010). *Der Fragebogen. Von der Forschungsidee zur SPSS/PASW-Auswertung.* 2. Auflage, Köln: Facultas.

Rausch, M. (2004). *Die Zukunft der Logopädie – die Zukunft des dbl.* In: Deutscher Bundesverband für Logopädie (Hrsg.): 40 Jahre Deutscher Bundesverband für Logopädie. Frechen: dbl, S. 18–21.

Rausch, M. (2010). *Nachruf auf dbl-Ehrenmitglied Ruth Dinkelacker.* Forum Logopädie, 24 (2).

Rausch, M. (2011). *Zur Entwicklung der deutschen Logopädie von 1971 bis 2011.* In: Logopädie als Diskurs. Dankschrift für Luise Springer. Koblenz-Metternich: Johannes Fuck, S. 15–23.

Rebscher, H. (2011). *Qualität im Gesundheitssystem.* In: Rebscher, H.; Kaufmann, S. (Hrsg.): Qualitätsmanagement in Gesundheitssystemen. Gesundheitsmarkt in der Praxis. Band 3, Heidelberg: Medhochzwei, S. 5–24.

Rosenthal, L. (2004). *Professionalisierung des Ehrenamts.* In: Deutscher Bundesverband für Logopädie (Hrsg.): 40 Jahre Deutscher Bundesverband für Logopädie. Frechen: dbl, S. 13–17.

Schneck, O. (2007). *Lexikon der Betriebswirtschaft. 3500 grundlegende und aktuelle Begriffe für Studium und Beruf.* 7. Auflage, München: Deutscher Taschenbuch Verlag.

Schöffski, O. (2012a). *Einführung.* In: Schöffski, O.; Schulenburg, J.-M. (Hrsg.): Gesundheitsökonomische Evaluationen. 4. Auflage, Berlin u.a.: Springer, S. 3–11.

Schöffski, O. (2012b). *Grundformen gesundheitsökonomischer Evaluationen.* In: Schöffski, O.; Schulenburg, J.-M. (Hrsg.): Gesundheitsökonomische Evaluationen. 4. Auflage, Berlin u. a.: Springer, S. 43–70.

Schulenburg, J.-M. Graf v. d.; Geiner, W.; Jost, F.; Klusen, N. et al. (2007). *Deutsche Empfehlung zur gesundheitsökonomischen Evaluation – dritte und aktualisierte Fassung des Hannoveraner Konsens.* Gesundheitsökonomie und Qualitätsmanagement (2007/12), S. 285–290.

Sens, B. (2009). *Qualitätsmanagement im Gesundheitswesen.* In: Johner, C.; Haas, P. (Hrsg.): Praxishandbuch IT im Gesundheitswesen. Erfolgreich Einführen, Entwickeln, Anwenden und Betreiben. München: Carl Hanser, S. 189–200.

Simon, M. (2012). *Ambulante ärztliche Versorgung.* In: Hurrelmann, K.; Razum, O. (Hrsg.): Handbuch Gesundheitswissenschaften. 5. Auflage, Weinheim, Basel: Beltz Juventa, S. 793–812.

Springer, L.; Zückner, H. (2006). *Empfehlende Ausbildungsrichtlinie für staatlich anerkannte Logopädieschulen in NRW. Im Auftrag des Ministeriums für Arbeit, Gesundheit und Soziales des Landes Nordrhein-Westfalen.* http://www.mgepa.nrw.de/pflege/pflegeberufe/ausbildung/richtlinien_und_handreichungen/index.php (16.07.2015).

Statistisches Bundesamt (Hrsg.) (2011). *Preise. Fast zehn Jahre Euro – Preisentwicklung vor und nach der Bargeldumstellung.* https://www.destatis.de/DE/Publikationen/Thematisch/Preise/Verbraucherpreise/Fast10JahreEuro5611105119004.pdf?__blob=publicationFile (24.07.2015).

Stiftung Gesundheit (Hrsg.) (2007). *Qualitätsmanagement in der ärztlichen Praxis 2007. Eine deutschlandweite Befragung niedergelassener Ärztinnen und Ärzte. Eine Studie der Stiftung Gesundheit durchgeführt von der Gesellschaft für Gesundheitsmarktanalyse.* https://www.stiftung-gesundheit.de/pdf/studien/Studie_QM_2007.pdf (24.07.2015).

Stiftung Gesundheit (Hrsg.) (2008). *Qualitätsmanagement in der ärztlichen Praxis 2008. Eine deutschlandweite Befragung niedergelassener Ärztinnen und Ärzte. Eine Studie der Stiftung Gesundheit durchgeführt von der Gesellschaft für Gesundheitsmarktanalyse.* https://www.stiftung-gesundheit.de/pdf/studien/Studie_QM_2008.pdf (24.07.2015).

Stiftung Gesundheit (Hrsg.) (2009). *Qualitätsmanagement in der ärztlichen Praxis 2009. Eine deutschlandweite Befragung niedergelassener Ärztinnen und Ärzte. Eine Studie der Stiftung Gesundheit durchgeführt von der Gesellschaft für Gesundheitsmarktanalyse in Zusammenarbeit mit dem TÜV SÜD.* https://www.stiftung-gesundheit.de/pdf/studien/Studie_QM_2009.pdf (24.07.2015).

Stiftung Gesundheit (Hrsg.) (2010). *Qualitätsmanagement und Patientensicherheit in der ärztlichen Praxis 2010. Eine deutschlandweite Befragung niedergelassener Ärztinnen und Ärzte. Eine Studie der Stiftung Gesundheit durchgeführt von der Gesellschaft für Gesundheitsmarktanalyse.* https://www.stiftung-gesundheit.de/pdf/studien/Studie_QM_2010.pdf (24.07.2015).

Stiftung Gesundheit (Hrsg.) (2011). *Qualitätsmanagement in ärztlichen Großpraxen und medizinischen Einrichtungen 2011. Eine deutschlandweite Befragung niedergelassener Ärztinnen und Ärzte in ärztlichen Großpraxen, Medizinischen Versorgungszentren und ambulant versorgenden Kliniken. Eine gemeinsame Studie der Stiftung Gesundheit und dem TÜV SÜD durchgeführt von der Gesellschaft für Gesundheitsmarktanalyse.* https://www.stiftung-gesundheit.de/pdf/studien/Studie_QM_2011.pdf (24.07.2015).

Stiftung Gesundheit (Hrsg.) (2012). *Qualitätsmanagement, Patientensicherheit und Hygiene in der ärztlichen Praxis 2012. Eine deutschlandweite Befragung niedergelassener Ärztinnen und Ärzte. Eine Studie der Stiftung Gesundheit durchgeführt von der GGMA Gesellschaft für Gesundheitsmarktanalyse.* https://www.stiftung-gesundheit.de/pdf/studien/Studie_QM-Sicherheit-2012-Schwerpunkt-Hygiene_Kurzfassung.pdf (24.07.2015).

Stiftung Praxissiegel e. V. (2014). *Stiftung Praxissiegel e. V.* http://praxissiegel.de/cms/front_content.php?idcat=6&lang=1&idMenuCat=6 (24.07.2014).

Tockenbürger, L. (2009). *Grundlagen der Betriebswirtschaft.* In: Johner, C.; Haas, P. (Hrsg.): Praxishandbuch IT im Gesundheitswesen. Erfolgreich Einführen, Entwickeln, Anwenden und Betreiben. München: Carl Hanser, S. 55–80.

vdek (2014a). *Vertrag zwischen dem Bundesverband der Atem-, Sprech- und Stimmlehrer/innen e.V., dem Deutschen Bundesverband für Logopädie e. V., dem Deutschen Bundesverband der akademischen Sprachtherapeuten e. V. einerseits und den nachfolgend benannten Ersatzkassen – BARMER GEK, Techniker Krankenkasse, Kaufmännische Krankenkasse, HEK Hanseatische Krankenkasse, hkk andererseits.* http://www.vdek.com/vertragspartner/heilmittel/rahmenvertrag/_jcr_content/par/download_13/file.res/RV_2014_UF.pdf (24.07.2015).

vdek (2014b). *Anlage 3 zum Rahmenvertrag vom 01.01.2014. Vergütungsliste gemäß § 125 SGB V für die Abrechnung stimm-, sprech- und sprachtherapeutischer Leistungen gültig vom 01.01.2014 bis 31.12.2014. Interner Mitgliederbereich des dbl.* http://www.vdek.com/vertragspartner/heilmittel/rahmenvertrag/_jcr_content/par/download_9/file.res/Preisliste_2015_UF.pdf (24.07.2015).

Vogg, I.; Fleßa, S. (2011). *Qualitätsmanagement in der ambulanten Versorgung. Leitfaden zur Einführung eines QM-Systems in Arztpraxen.* Wiesbaden: Gabler.

Waltersbach, A. (2014). *Heilmittelbericht 2014. Ergotherapie. Sprachtherapie. Physiotherapie.* Publikation des Wissenschaftlichen Instituts der AOK. http://www.aok-bv.de/imperia/md/aokbv/gesundheit/versorgungsbereiche/heilhilfsmittel/hmb2014_www.pdf (24.07.2015).

Widmann-Mauz, A. (2011). *Qualitätsförderung durch politische Reformprozesse – die Deutsche Perspektive.* In: Rebscher, H.; Kaufmann, S. (Hrsg.): Qualitätsmanagement in Gesundheitssystemen. Gesundheitsmarkt in der Praxis. Band 3, Heidelberg: Medhochzwei, S. 47–62.

Abbildungsverzeichnis

Tabellenverzeichnis

Sachwortverzeichnis

Über die Autorin

Petra Schuster (geb. 1967) schloss 1990 an der Uniklinik Marburg ihre Ausbildung zur Logopädin ab. Nach der Tätigkeit als angestellte Logopädin im Institut für Entwicklungstherapie im Kindesalter und dem Kinderkurheim der Rudolf-Ballin-Stiftung gründete sie 1995 eine eigene Praxis mit zehn Mitarbeiterinnen in Schleswig-Holstein. Neben der Betreuung von ambulanten Patienten übernahm die Praxis die logopädische Versorgung von Patienten in einem Akutkrankenhaus sowie die Therapie in Einrichtungen der Lebenshilfe e. V. Nach dem Verkauf der Praxis folgte 2008 eine Anstellung als Lehrlogopädin in Hamburg, zeitgleich absolvierte Petra Schuster ihr Bachelorstudium Logopädie (FH Emden-Leer) und das Masterstudium Gesundheitsökonomie (APOLLON Hochschule der Gesundheitswirtschaft GmbH). Seit 2013 ist sie Studiendekanin für Angewandte Therapiewissenschaften sowie Gesundheit und Management an der Hochschule Fresenius gemGmbH in Hamburg. Seit dem Examen ist Petra Schuster im Deutschen Bundesverband für Logopädie e.V. (dbl) aktiv und nahm als dbl-Landesverbandsvorsitzende u. a. an der Pilotphase zur Erprobung des dbl-Qualitätsmanagementsystems teil.